Propósito de vida da pessoa idosa

CIP-BRASIL. CATALOGAÇÃO NA PUBLICAÇÃO
SINDICATO NACIONAL DOS EDITORES DE LIVROS, RJ

P958

Propósito de vida da pessoa idosa : conceitos, abordagens e propostas de intervenções gerontológicas / organização Cristina Cristovão Ribeiro. - 1. ed. - São Paulo : Summus, 2024.
224 p. 24 cm

Apêndice
Inclui bibliografia
ISBN 978-65-5549-143-2

1. Gerontologia. 2. Geriatria. 3. Idosos - Cuidado e tratamento. 4. Idosos - Condições sociais. 5. Envelhecimento - Aspectos da saúde. 6. Envelhecimento - Aspectos sociais. I. Ribeiro, Cristina Cristovão.

24-91421 CDD: 612.67
CDU: 613.98

Meri Gleice Rodrigues de Souza - Bibliotecária - CRB-7/6439

www.summus.com.br

Cristina Cristovão Ribeiro (org.)

Propósito de vida da pessoa idosa

Conceitos, abordagens e propostas de intervenções gerontológicas

summus
editorial

PROPÓSITO DE VIDA DA PESSOA IDOSA
Conceitos, abordagens e propostas de intervenções gerontológicas

Editora executiva: **Soraia Bini Cury**
Coordenação editorial: **Janaína Marcoantonio**
Preparação: **Mariana Marcoantonio**
Revisão: **César Carvalho**
Capa: **Alberto Mateus**
Projeto gráfico: **Crayon Editorial**
Diagramação: **Natalia Aranda**

Summus Editorial
Departamento editorial
Rua Itapicuru, 613 – 7º andar
05006-000 – São Paulo – SP
Fone: (11) 3872-3322
http://www.summus.com.br
e-mail: summus@summus.com.br

Atendimento ao consumidor
Summus Editorial
Fone: (11) 3865-9890

Vendas por atacado
Fone: (11) 3873-8638
e-mail: vendas@summus.com.br

Impresso no Brasil

Aos meus queridos idosos
Meus pais
Meus avós (*in memoriam*)
Meus pacientes idosos
Gratidão pelo exemplo e pela inspiração
de uma velhice com propósitos de vida,
mostrando que os sonhos não envelhecem.

SUMÁRIO

PREFÁCIO

O QUE É VIVER uma boa velhice, senão levar uma vida orientada por um propósito, por metas, pela busca de significado existencial e de conhecimento?

Idosa ou adulta, como se sente a pessoa quando pensa nas coisas que fez e nas que espera fazer? Será que prefere viver um dia de cada vez? Prefere focar no presente porque o futuro só lhe traz problemas? Tem senso de direção e propósito de vida, ou sente que suas atividades diárias são banais, pouco importantes? Considera que definir metas é perda de tempo, ou gosta de fazer planos para o futuro e trabalhar para torná-los realidade? É ativa na execução dos planos e das metas de vida que estabeleceu para si? Acha que se parece com algumas pessoas que costumam vagar pela vida sem objetivo, ou está repleta de senso de significado? Sente como se já tivesse feito tudo na vida, ou ainda está longe disso? Dependendo das respostas predominantes, podemos sugerir que estamos (ou não) diante de uma pessoa com um perfil orientado por um propósito em sua vida.

Nos anos 2000, grandes estudos longitudinais investigaram as associações entre propósito de vida, enfrentamento do envelhecimento, investimento em autocuidado e no desenvolvimento das próprias competências e envolvimento em atividades significativas. Numerosas evidências mostraram que pessoas com nível mais alto de propósito têm uma visão mais positiva do envelhecimento e tendem a ser mais resilientes.

Os idosos que têm um propósito de vida utilizam serviços preventivos de saúde, fazem mais atividade física, têm menores chances de hospitalização, dormem melhor, apresentam menos comprometimento cognitivo, menos risco de desenvolver a doença de Alzheimer e taxas de mortalidade mais baixas. O propósito de vida destaca-se como um marcador significativo de saúde física e mental, com potencial para orientar intervenções gerontológicas inovadoras.

Num momento em que a longevidade aumenta no mundo todo, pesquisas sobre o tema são fundamentais. Foi esse o objetivo declarado da professora Cristina Cristovão Ribeiro ao organizar o livro que ora tenho a honra de apresentar. Na primeira parte, o leitor encontrará um conteúdo teórico sobre o tema; a segunda parte traz uma abordagem multidisciplinar do construto propósito de vida; a terceira parte traz o propósito de vida em pessoas idosas vivendo em diferentes contextos; e a última parte foi preparada com três temáticas especiais, independentemente de características etárias ou do *status* profissional ou familiar dos envolvidos.

Na obra, diferentes profissionais especialistas em gerontologia mostram a eficácia das intervenções baseadas no propósito de vida do idoso. Trata-se de um trabalho multidisciplinar que, com maestria, une teoria e prática — e, sobretudo, enfoca o contexto brasileiro. Fisioterapia, terapia ocupacional, educação física, nutrição e musicoterapia são abordagens apresentadas por autores experientes.

Nesta coletânea, colaborou um grupo de doutores e mestres nas respectivas áreas. Desejo longa vida à iniciativa dos colegas de produzir e publicar textos de aplicação bem fundamentados. Eles certamente vão iluminar os caminhos que vierem a se abrir em gerontologia nas próximas décadas. Que sejam décadas de envelhecimento saudável, com sentido e propósito, para todos!

Anita Liberalesso Neri
Docente do Programa de Pós-Graduação em
Gerontologia da Universidade Estadual
de Campinas (Unicamp)

APRESENTAÇÃO

Colher o que foi plantado
Cultivar o que ainda cresce e pode desabrochar
Porque a vida flui eternamente
Amar sempre
Acreditar que todo caminho tem um significado
Acreditar que o envelhecer tem um sentido
Lidia Rodrigues Schwarz, "EnvelheSer"

Começo esta coletânea compartilhando com você, leitor, como cheguei a este conceito do propósito de vida.

Sempre me interessei por estudar variáveis psicológicas. No início da graduação em Fisioterapia, me deparei com a teoria da abordagem psicossomática, que considera a relação entre mente e corpo e o paciente como um todo. Essa temática foi escolhida para o trabalho de conclusão de curso (TCC) e originou alguns artigos científicos. Posteriormente, durante o mestrado, tive a oportunidade de atender uma paciente de 94 anos, a qual foi uma grande inspiração para a elaboração das oito premissas da fisioterapia em gerontologia, conteúdo que foi publicado em forma de livro no ano de 2012.[1]

Durante toda essa trajetória, foi frequente meu interesse por estudar a temática do projeto de vida, inclusive porque desde a adolescência sempre fui de planejar e estabelecer objetivos e metas para mim. Percebendo a importância disso na minha vida, comecei a aplicar esse conhecimento, até então empírico, na minha atuação profissional. Por isso, ao escrever o livro sobre as oito premissas, coloquei como premissa 7: "O fisioterapeuta

1. Cristina Cristovão Ribeiro, *As 8 premissas da fisioterapia gerontológica — A atuação fisioterapêutica sob a ótica da gerontologia*. São Paulo: Andrei, 2012.

como facilitador na construção dos projetos de vida do paciente". Dei esse nome porque naquele momento eu ainda não conhecia o conceito de propósito de vida.

O livro foi publicado e, desde então, procuro aplicar as oito premissas em minha prática clínica. Entretanto, a que sempre me gerou reflexões acerca de como posso ajudar mais os pacientes é a premissa 7, pois percebo que existem alguns que evoluem mais que outros, apesar de um prognóstico menos favorável, e isso me levou a questionar se a presença ou não de projetos pode influenciar essa evolução clínica.

Com essas reflexões, comecei a buscar um programa de doutorado em que pudesse me aprofundar nessas questões. Foi aí que decidi ingressar no Programa de Pós-Graduação Stricto Sensu em Gerontologia da Universidade Estadual de Campinas (Unicamp) e, felizmente, na segunda tentativa, fui aprovada no processo seletivo. Mesmo sabendo que essa escolha me exigiria muita dedicação, empenho, disponibilidade de tempo e recurso financeiro — eu teria que ir semanalmente de Foz do Iguaçu (Paraná) para Campinas (São Paulo), percorrendo uma distância de aproximadamente 1.100 km —, estava motivada e tinha certeza de que era a melhor escolha que eu podia fazer naquele momento.

Ingressei no doutorado no ano de 2014 e tive a felicidade de ser apresentada ao conceito de bem-estar psicológico (BEP) em uma das aulas da profa. dra. Anita Liberalesso Neri, uma grande referência na área da psicologia do envelhecimento, que gentilmente aceitou o convite para escrever o prefácio desta obra. Estudando a proposta do BEP e conhecendo os seus seis domínios, um deles o do propósito de vida, fui percebendo que ele fazia total sentido para mim, diante do que eu vivenciava comigo e com os meus pacientes idosos, sendo uma grande oportunidade de sistematizar o conhecimento empírico em conhecimento científico.

Sempre acreditei que era possível aproveitar a experiência profissional em uma qualificação acadêmica, como fiz no mestrado. Por que no doutorado seria diferente?

A meu ver, na vida nada ocorre por acaso. Foi muito interessante que, no mesmo ano em que eu iniciaria o projeto da tese, estava sendo elaborada a segunda onda do Estudo Fibra (Fragilidade em Idosos Brasileiros), só que desta vez com idosos octogenários (80+), então eu tinha a possibilidade de participar desse grande estudo.

Assim, fiz a proposta para minhas orientadoras e, felizmente, elas aceitaram que o meu projeto da tese fizesse parte do Estudo Fibra 80+, pesquisando o propósito de vida dos idosos octogenários.

A partir do doutorado, conseguimos publicar três artigos científicos.[2] Após defender a tese, continuei estudando e aprofundando meu conhecimento no propósito de vida, por meio do envolvimento em grupos de pesquisa, ministrando aulas, cursos e palestras em congressos. E sempre, ao final delas, ouvia: "Cristina, este assunto é inovador, precisa ser mais divulgado". De fato, a temática do propósito de vida na gerontologia ainda é pouco divulgada e, até a publicação desta obra, não existia um livro que tratasse especificamente desse assunto. Foi então que comecei a colocar este propósito para mim: escrever um livro sobre o tema.

Com tal meta, fui reunindo conteúdo, mas ainda tinha uma dúvida: se deveria escrever o livro sozinha, como única autora, ou se deveria expandir e incluir outros especialistas, organizando uma coletânea.

Conforme falava sobre propósito com alguns colegas, fui percebendo certa identificação deles com o tema. O mais incrível era vê-los adaptar o assunto para sua área de atuação; isso foi cada vez mais gratificante para mim, pois constatei que estava sendo plantada a sementinha do propósito de vida.

Em maio de 2023, participei da mesa de discussão "Abordagem Multidisciplinar do Propósito de Vida" na XXXII Jornada Paranaense de Geriatria e Gerontologia, ocorrida em Curitiba, falando sobre a atuação da fisioterapia, juntamente com meus colegas, referências em suas áreas, a nutricionista Simone Fiebrantz Pinto e o profissional da educação física Daniel Vicentini de Oliveira, com a moderação da dra. Ana Lúcia Fiebrantz

2. Cristina Cristovão Ribeiro, Anita Liberalesso Neri e Mônica Sanches Yassuda, "Semantic-cultural validation and internal consistency analysis of the Purpose in Life Scale for Brazilian older adults", 2018. "Propósito de vida em adultos e idosos: revisão integrativa", 2020; Cristina Cristovão Ribeiro *et al.*, "Propósito de vida e desempenho de atividades avançadas de vida diária em idosos mais velhos", 2022.

Pinto. Foi lindo! Foi emocionante vê-los empoderados quanto à temática do propósito de vida em sua profissão, dando exemplos dos seus pacientes e abordando o assunto com tanto entusiasmo. Como diz o ditado, "Quem caminha sozinho pode até chegar mais rápido, mas aquele que vai acompanhado com certeza vai mais longe". Saí da jornada com a certeza de que não seria um livro apenas de minha autoria, mas uma coletânea reunindo colegas incríveis, falando das suas práxis gerontológicas. A partir daí, começamos a trabalhar no conteúdo.

O livro foi organizado em quatro partes:

- **Parte 1:** Apresentação sobre o propósito de vida — conceito, importância, avaliação e incentivo por parte dos profissionais;
- **Parte 2:** Abordagem multidisciplinar do propósito de vida — atuação da fisioterapia, educação física, terapia ocupacional, nutrição e musicoterapia;
- **Parte 3:** Propósito de vida da pessoa idosa em diferentes contextos — comunidade, Instituições de Longa Permanência para Idosos (ILPIs), zona rural e cuidados paliativos;
- **Parte 4:** Tópicos especiais — foram selecionadas três temáticas transversais, relevantes para o envelhecimento e a velhice de qualquer pessoa, independentemente da idade e condição, seja ela profissional, paciente, aluno ou familiar: "Propósito de vida e a prevenção das demências"; "Aposentadoria e propósito de vida" e "O que podemos aprender com os idosos das *blue zones*".

A você, leitor, em nome dos demais autores, desejo uma excelente leitura. Que este livro possa auxiliá-lo a incentivar o propósito de vida nas pessoas idosas e inspirá-lo para um envelhecer com brilho nos olhos.

Cristina Cristovão Ribeiro

PARTE 1

O CONCEITO DE PROPÓSITO DE VIDA DA PESSOA IDOSA

O ser humano não chegaria aos 70 ou 80 anos se esta longevidade não tivesse um significado para a sua espécie. Por isso, a tarde da vida humana deve ter também um significado e uma finalidade próprios, e não pode ser apenas um lastimoso apêndice da manhã da vida.

Carl Gustav Jung, *A natureza da psique*

1. FUNDAMENTOS E PRINCÍPIOS

Cristina Cristovão Ribeiro

Uma vida com propósito é aquela em que eu entenda as razões pelas quais faço o que faço e pelas quais claramente deixo de fazer o que não faço.

Mario Sergio Cortella, *Por que fazemos o que fazemos?*

Indivíduos com 80 anos ou mais representam a faixa etária que mais cresce no mundo. Até 2050, 21,1% da população mundial será constituída por pessoas com 60 anos ou mais, e 80% dessa população viverá em países de baixa renda, como o Brasil (Suzman *et al.*, 2015). Estima-se que, até 2050, serão mais de 2 bilhões de pessoas nessa faixa etária, superando o número de crianças já em 2047. No Brasil, em dez anos, o número de pessoas com 60 anos ou mais passou de 11,3% para 14,7% da população (Paradella, 2018).

O envelhecimento da população e o aumento da longevidade em curso no Brasil, associados às mudanças que ocorrem na velhice, trazem implicações e desafios nas dimensões social, econômica e de saúde, remetendo à necessidade do estudo de variáveis que possam favorecer o bem-estar da pessoa idosa e o envelhecimento bem-sucedido.

Dentre essas variáveis, destacam-se o bem-estar subjetivo e psicológico. O bem-estar subjetivo (BES) pode ser definido como a avaliação que a própria pessoa faz da sua qualidade de vida, sendo constituído por três componentes distintos: a satisfação com a vida, os afetos positivos e os afetos negativos (Diener *et al.*, 1999). O bem-estar psicológico (BEP) é um constructo que integra conceitos da psicologia do desenvolvimento humano, da psicologia humanista-existencial e, mais recentemente, da psicologia positiva, a respeito do funcionamento psicológico positivo ou ótimo (Queiroz e Neri, 2005).

De acordo com os estudos realizados por Ryff e Keyes (1995), existem seis dimensões do bem-estar psicológico. São elas: autonomia (capacidade de autodeterminação); domínio ambiental (capacidade de gerenciar o mundo ao redor); crescimento pessoal; relações positivas com os outros; autoaceitação (autoestima positiva); e propósito de vida.

CONCEITO DO PROPÓSITO DE VIDA

De acordo com Kim, Strecher e Ryff (2014), propósito de vida (PV) é descrito como um dos principais domínios do bem-estar psicológico, pois se refere à sensação de que a vida tem sentido e direção, o que desempenha papel orientador no estabelecimento de objetivos de curto, médio ou longo prazo, e indica que as metas estão sendo alcançadas ou são realizáveis. Assim, propósito de vida — ou simplesmente propósito — pode ser traduzido por objetivos e metas.

A temática do propósito de vida está na moda, ou seja, tem aparecido cada vez mais nos meios de comunicação. Por que, então, estudar o propósito da pessoa idosa?

Com a possibilidade de viver 90 anos ou mais, temos a chance de passar 1/3 da vida na fase da velhice, e aí pode surgir a grande questão:

O que fazer com esses anos "a mais"? Onde e como investir o tempo? O que fazer na fase mais longa do ciclo vital?

O avanço das ciências de modo geral pode contribuir para o acréscimo de anos à vida. Agora, octogenários, nonagenários e centenários tornam a longevidade uma conquista, e surgem alguns desafios à sociedade e aos indivíduos que envelhecem. O grande desafio, hoje, já não é ter uma vida longa, mas acrescentar *vida* aos anos, uma vida com propósitos.

Em geral, em qualquer outra fase, a elaboração de propósito é mais facilitada. Na velhice, porém, aumentam as possibilidades de perda de capacidades físicas e cognitivas e de vivência de adversidades individuais e familiares, o que pode dificultar a elaboração de propósito de vida — por isso a importância de estudá-lo.

IMPORTÂNCIA E BENEFÍCIOS PARA AS PESSOAS IDOSAS

O PV está relacionado a uma visão mais positiva sobre a vida, à percepção de crescimento pessoal, felicidade, satisfação, autoestima e sentir-se motivado para viver.

No Brasil, um país em desenvolvimento, com forte desigualdade social, saúde precária, baixa escolaridade e renda, o PV, por ser uma variável psicológica, pode proteger os indivíduos mais vulneráveis de ter um desfecho pior, pois favorece o autocuidado em saúde, a cognição, as atividades e a motivação para a participação social.

Nesse sentido, o PV destaca-se como um marcador significativo de saúde física e mental, com potencial para orientar intervenções gerontológicas inovadoras, sendo as pesquisas em gerontologia, especialmente as de longo prazo (longitudinais), muito importantes para a ampliação de conhecimento sobre tal marcador e outros que contribuem para uma longevidade saudável.

Entre alguns exemplos encontrados na revisão integrativa realizada por Ribeiro, Neri e Yassuda (2020), temos o *Rush Memory and Aging Project* (RMAP), de Bennett *et al.* (2012), o qual estudou as condições crônicas usuais na velhice e teve como participantes, entre 1997 e 2011, 1.556 adultos idosos aposentados, recrutados em comunidades.

O *Health and Retirement Study* (HRS), de Juster e Suzman (1995), tem como participantes homens e mulheres de 50 anos ou mais. Começou em 1991, teve a amostra ampliada em 1993 e 1998, e desde então, a cada seis anos, inclui uma nova coorte de pessoas entre 51 e 56 anos. O *Midlife Development in the United States* (Midus), de Brim, Ryff e Kessler (2004), é um estudo de levantamento nacional, nos Estados Unidos, envolvendo 7.108 participantes de 25 a 75 anos na linha de base, ocorrida nos anos de 1995 e 1996. Tem como objetivo investigar o papel de fatores comportamentais, psicológicos e sociais na determinação de variações associadas à idade em saúde física e mental.

Por fim, mas sem encerrar a lista, o *Australian Longitudinal Study of Aging* (Alsa), de Andrews, Cheok e Carr (1989), incluiu amostra de 2.087 homens e mulheres com 65 anos ou mais em sua linha de base, com o intuito de realizar um amplo estudo prospectivo populacional, cujos dados pudessem ser comparados com os estudos similares realizados nos Estados Unidos. Começou em 1992 e teve seis ondas de medidas objetivas de indicadores de velhice bem-sucedida no âmbito da saúde e da funcionalidade física, da cognição, da afetividade e da personalidade.

Por meio da análise dos 27 artigos selecionados na revisão integrativa, foi possível identificar quais variáveis usualmente se associam com PV (Ribeiro, Neri e Yassuda, 2020). Conforme citado no quadro 1, verificou-se que 30% dos artigos apresentaram PV associado com saúde; 22% dos artigos associaram PV com personalidade; outros 19% com doença; 11% associaram PV com mortalidade; 7% dos artigos associaram PV à sociabilidade e outros 7% à funcionalidade, e apenas 4% a comportamento, perfazendo 100% dos artigos analisados.

Quadro 1 — Associações entre PV e sete principais eixos temáticos.

Eixo 1	Eixo 2	Eixo 3	Eixo 4	Eixo 5	Eixo 6	Eixo 7
Comportamento	Funcionalidade	Sociabilidade	Mortalidade	Doença	Personalidade	Saúde
1 artigo	2 artigos	2 artigos	3 artigos	5 artigos	6 artigos	8 artigos
Associações com propósito de vida (PV)						
1. Declínio nas atividades básicas da vida diária (ABVDs) e atividades instrumentais da vida diária (AIVDs)	1. Distúrbios do sono 2. Objetivos	1. Diversidade 2. Participações sociais	1. Declínio nas ABVDs e AIVD 2. Mortalidade 3. Mortalidade	1. Acidente vascular cerebral (AVC) 2. Doença de Alzheimer 3. Doença de Alzheimer e cognição 4. Infartos cerebrais 5. Infarto do miocárdio	1. Curso de vida 2. Curso emocional 3. Valores de patrimônio e renda familiar 4. Variável moderadora 5. Mudança pessoal 6. Mudança pessoal	1. Atividade física 2. Carga alostática 3. Cognição e sintomas 4. Cognição 5. Cuidadores e cônjuge 6. Funcionalidade 7. Prevenção 8. Uso de serviços em saúde

De modo interessante, procurando entender os mecanismos que poderiam explicar essa associação, Kim, Strecher e Ryff (2014) examinaram a relação entre PV e o uso de serviços de saúde. Em amostra com mais de 7 mil participantes, acompanhada por sete anos, os pesquisadores encontraram PV elevado em pessoas que realizavam mais exames preventivos e passavam menos noites hospitalizadas. Esses dados sugerem que o PV pode ter um impacto positivo no autocuidado.

Ainda nessa vertente, no estudo realizado por Wilson *et al.* (2017), os resultados sugeriram que PV mais elevado associou-se com menor chance de hospitalização devido às condições ambulatoriais, sensíveis ao cuidado, para as quais a hospitalização é potencialmente previsível. Esses resultados apoiam a ideia de que os idosos com maior PV podem se envolver em estratégias de prevenção de saúde de maneira mais intensa, têm maior força orientada para objetivos, lidam melhor com o envelhecimento, têm uma visão mais positiva da vida e podem ter uma longevidade mais saudável (Irving, Davis e Collier, 2017).

De acordo com Kim, Strecher e Ryff (2014), um propósito de vida mais elevado pode atuar como fator de proteção contra o desenvolvimento de psicopatologias, estresse e depressão. Ainda segundo os autores, os idosos com PV cuidam mais da saúde (física e mental), devido ao fato de terem maior motivação para se manterem saudáveis.

Adultos e idosos com altos níveis de PV tendem a ser mais resilientes, trabalham em direção a objetivos e metas, enfrentam melhor o envelhecimento, investem mais em autocuidado e no desenvolvimento das próprias competências, engajam-se mais socialmente e participam frequentemente de atividades significativas (Irving, Davis e Collier, 2017).

O PV está associado a numerosos estados e traços psicológicos conhecidos, que podem proporcionar boa saúde, como otimismo, autoeficácia e ausência de depressão; a comportamentos de menor risco, compatíveis com a preservação da saúde, como alimentação saudável, atividade física regular, não beber álcool em excesso nem fumar.

Quanto à cognição, a revisão integrativa demonstrou um dado interessante em relação à associação entre PV e melhor função cognitiva, pois mesmo na presença de alterações neuropatológicas típicas da doença de Alzheimer, um alto nível de PV protegeu o cérebro dos efeitos deletérios da doença (Boyle *et al.*, 2012). Esses achados reforçam a ideia de que a pessoa idosa com alto PV e bom nível cognitivo tem mais condições para se envolver em atividades, sejam elas instrumentais (AIVDs) ou avançadas

(AAVDs), além de recursos para elaborar metas e atingi-las, o que acaba revertendo em mais benefícios à cognição (Hooker e Masters, 2016; Lewis *et al.*, 2017).

Um segundo dado que merece destaque na revisão é a capacidade de o PV predizer mortalidade e sua relação com a funcionalidade global (Hill e Turiano, 2014). O estudo de Tomioka, Kurumatani e Hosoi (2016) associou baixa pontuação em PV com mortalidade e declínio em atividades instrumentais da vida diária (AIVDs) e em atividades básicas da vida diária (ABVDs). Isso pode ser justificado pois, à medida que tem maior PV, o idoso tem mais condições de realizar atividades significativas, podendo melhorar suas condições de saúde, aumentar sua longevidade e diminuir os riscos de mortalidade (Boyle *et al.*, 2009).

Todos esses estudos foram possíveis porque o propósito foi avaliado a partir de uma escala.

AVALIAÇÃO DO PROPÓSITO DE VIDA

Desde o final dos anos 1980, quando a Escala de Bem-Estar Psicológico de Ryff (Ryff, 1989) foi dada a público, as pesquisas sobre PV cresceram mais sistemática e aceleradamente. A operacionalização do conceito foi feita por uma das subescalas, a qual teve uma primeira versão com 14 itens, outras com três, sete ou dez (Ryff e Keyes, 1995), sendo a mais usada a de dez itens (Boyle *et al.*, 2009). Com a autorização da pesquisadora Carol Ryff, foi realizada a tradução da escala para a língua portuguesa, com adaptação semântica e cultural, além da análise da consistência interna para seu uso no Brasil. Essa análise foi feita por meio do Estudo Fibra (Fragilidade em Idosos Brasileiros), realizado nos anos de 2016 e 2017, que avaliou 187 idosos com 80 anos ou mais.[1]

A Escala de Propósito de Vida é uma escala do tipo Likert de cinco pontos, ancorada pelas expressões: não concordo de jeito nenhum (1), concordo pouco (2), concordância moderada (3), concordo muito (4) e

1. Os resultados desse estudo foram publicados em Ribeiro, Neri e Yassuda (2018), anexo 1.

concordo muitíssimo (5). Na realização do cálculo final, é necessário inverter negativamente a pontuação para as perguntas 2, 3, 5, 6 e 10. O escore final é a média das respostas às dez perguntas (o resultado da soma dividido por 10), podendo variar de 1 a 5; escores mais altos refletem maiores níveis de propósito de vida. Exemplos de duas perguntas da escala: "Eu vivo a vida um dia de cada vez e realmente não penso sobre o futuro" e "Eu tenho um senso de direção e propósito de vida".

A partir da tradução e validação da escala, com adaptação semântica e cultural para seu uso no Brasil, as pesquisas sobre propósito de vida vêm crescendo. Vale chamar a atenção para a importância de que profissionais que atendem pessoas idosas, independentemente da área de atuação, incentivem os seus propósitos.

PROFISSIONAIS INCENTIVANDO OS PROPÓSITOS DE VIDA

Partindo da afirmação de que "sonhos não envelhecem", independentemente da idade e condição da pessoa idosa, sempre é possível sonhar e transformar de maneira concreta esses sonhos e desejos em objetivos e metas.

Para ajudar nessas reflexões, podem ser feitas algumas perguntas, tais como:

- Quais são seus desejos e sonhos?
- O que te motiva?
- O que te faz acordar motivado?
- O que gostaria de fazer nos próximos seis meses, um ano, cinco anos?

Para que esses propósitos sejam realizados, de acordo com Ribeiro (2012), é fundamental o alinhamento dos objetivos do profissional com os objetivos da pessoa idosa, seja como aluna ou como paciente, pois, as expectativas sendo atendidas e os resultados alcançados, a adesão por parte do idoso tende a ser maior. As condutas a serem realizadas não devem ser padronizadas, mas pensadas para atender às necessidades de cada idoso, respeitando suas singularidades e considerando as particularidades do envelhecimento.

A título de exemplo, os profissionais de fisioterapia, educação física, terapia ocupacional e nutrição podem propor exercícios que façam sentido para o idoso, facilitando a realização das atividades no cotidiano, aumentando com isso sua motivação, seu envolvimento e sua adesão ao plano terapêutico. Essa parceria entre paciente e profissional, buscando estimular, manter e aumentar o propósito de vida, pode ser um dos objetivos da reabilitação. Ou seja, os propósitos precisam estar alinhados para que se atinja um bem comum. Vamos aprofundar este conteúdo na Parte 2, sobre a abordagem multidisciplinar do propósito de vida.

O propósito de vida pode ser melhorado por meio do envolvimento em atividades de lazer, educacionais, filantrópicas, sociais, culturais ou familiares. Mesmo pequenas mudanças comportamentais podem contribuir para um maior senso de intencionalidade, utilidade e relevância. Intervenções focadas na melhoria do PV de idosos podem contribuir para fortalecer as reservas neurológicas e cognitivas, o senso de controle e o senso de competência. Podem ser de grande valia para atenuar, postergar e diminuir o ritmo do declínio cognitivo e do desenvolvimento da morbidade e da incapacidade na idade avançada.

UMA VIDA COM PROPÓSITOS

Divido com você, leitor, algumas reflexões acerca do assunto, à medida que entendemos e decidimos incluir o propósito de vida em nossa abordagem terapêutica.

Como podemos falar sobre propósito de vida se não o vivenciamos?

Como incentivar e querer que a pessoa idosa tenha brilho nos olhos se não o temos?

Chamo a atenção para essas reflexões, pois, se queremos motivar a pessoa idosa a ter objetivos e metas, qual a chance de conseguir se nem mesmo nós os temos?

Muitas vezes, já existe a diferença de idade, que pode fazer que o nosso exemplo não seja tão levado a sério, devido a algumas dificuldades a mais que os idosos apresentam quando comparados a pessoas mais jovens.

Apesar disso, temos, sim, a chance de mostrar, por meio das nossas atitudes, que uma vida com propósitos vale a pena.

TENDÊNCIAS FUTURAS

Após analisar os estudos publicados até o momento, verifica-se que as pesquisas ainda não conseguiram responder às dúvidas sobre intervenções efetivas para estimular, manter ou melhorar o PV dos idosos. Até o momento, existem apenas sugestões, como no estudo de Musich *et al.* (2018), em que os autores recomendam o engajamento em atividades significativas, orientadas por objetivos, *hobbies*, voluntariado, envolvimento religioso ou atividades físicas. Além disso, Friedman *et al.* (2017) sugerem programas/terapias de intervenção destinados a melhorar o bem-estar psicológico, como psicoterapias, terapias em grupo e abordagem de terapia cognitivo-comportamental (TCC). Tais iniciativas constituem novas direções importantes para as pesquisas na área de gerontologia.

Esta obra surge com o objetivo de oferecer aos leitores, sejam pesquisadores e/ou profissionais que atuam na área da geriatria e gerontologia, ou mesmo aqueles interessados no tema, uma análise sobre propósito de vida como variável importante para a saúde da pessoa idosa. Para tanto, traz um conjunto de textos que, a partir de dados de pesquisas e relatos de práticas, conectam PV a outras variáveis ou discussões temáticas, podendo assim facilitar sínteses, conexões teóricas, inspirar novas pesquisas e orientar intervenções gerontológicas inovadoras.

A escolha dos capítulos considerou não só a relevância atual dos assuntos dentro da gerontologia, como também a experiência e potência provocadora dos autores, de diferentes áreas profissionais, como é o caso da Parte 2 do livro, em que tratamos da abordagem multidisciplinar do propósito de vida. Essa temática foi selecionada com o objetivo de alertar os profissionais, independentemente da área de atuação, sobre a importância de incentivarem os propósitos de vida do paciente. Aqui, escolhemos cinco profissões, a partir das quais cada autor discute sobre sua prática, citando algumas casuísticas para ilustrá-la. Entende-se que a pessoa idosa pode chegar a qualquer um deles e, se o profissional estiver atento a toda oportunidade, vai ser por meio dele que o idoso terá os seus propósitos incentivados.

Já na Parte 3, discutimos a diversidade de contextos descritos e compartilhados, por exemplo, envolvendo pessoas idosas da comunidade, residentes em Instituições de Longa Permanência para Idosos (ILPIs), na zona rural, ou que se encontram sob cuidados paliativos.

Por fim, na Parte 4, destacamos alguns tópicos, como relação entre propósito de vida e prevenção de demências, aposentadoria, e as chamadas *blue zones*.

Também vale reforçar aqui, a importância central dos marcadores sociais e culturais para entendimentos mais amplos e precisos de certos dados e dinâmicas individuais e coletivas relacionadas ao propósito de vida e a outros aspectos do envelhecimento, o que favorece também a elaboração de intervenções mais assertivas e relevantes que busquem romper com algumas estruturas desiguais. Gênero, raça/etnia, classe, faixa etária, território são alguns marcadores que precisam ser considerados transversalmente nas discussões sobre propósito de vida, pois podem influenciar o processo de envelhecimento, que se traduz em vivências distintas para cada indivíduo.

Por fim, desejo que este livro possa apoiar avanços teóricos e práticos frente aos desafios de uma sociedade que envelhece, contribuindo para que mais e diversas pessoas possam vivenciar uma velhice de fato saudável, ativa, produtiva e com mais funcionalidade.

A todos, votos de uma longevidade com propósitos!

REFERÊNCIAS

ANDREWS, G.; CHEOK, F.; CARR, S. "The Australian longitudinal study of aging". *Australian Journal on Ageing*, v. 8, n. 2, p. 31-35, 1989. Disponível em: https://doi.org/10.1111/j.1741-6612.1989.tb00756.x. Acesso em: 29 abr. 2024.

BENNETT, D. A. et al. "Overview and findings from the rush Memory and Aging Project". *Current Alzheimer Research*, v. 9, n. 6, p. 646-663, 2012. Disponível em: http://dx.doi.org/10.2174/156720512801322663. Acesso em: 29 abr. 2024.

Boyle, P. A. et al. "Purpose in life is associated with mortality among community dwelling older persons". *Psychosomatic Medicine*, v. 71, n. 5, p. 574-579, jun. 2009. Disponível em: https://doi.org/10.1097/psy.0b013e3181a5a7c0. Acesso em: 29 abr. 2024.

Boyle, P. A. et al. "Effect on Purpose of Life on the relation between Alzheimer disease pathologic changes on cognitive function in advanced age". *Archives of General Psychiatry*, v. 69, n. 5, p. 499-505, 2012.

Brim, O. G.; Ryff, C. D.; Kessler, R. C. "The MIDUS National Survey: an overview". In: Brim, O. G.; Ryff, C. D.; Kessler, R. C. (orgs.). *How healthy are we? — A national study of well-being at midlife*. Chicago: University of Chicago Press, 2004, p. 1-34.

Diener, E. et al. "Three decades of progress". *Psychological Bulletin*, v. 125, n. 2, p. 276-302, mar. 1999. Disponível em: https://psycnet.apa.org/doi/10.1037/0033-2909.125.2.276. Acesso em: 29 abr. 2024.

Friedman, E. M. et al. "Lighten UP! A community-based group intervention to promote psychological well-being in older adults". *Aging Ment. Health*, v. 21, n. 2., p. 199-205, fev. 2017. Disponível em: https://doi.org/10.1080/13607863.2015.109360. Acesso em: 29 abr. 2024.

Hill, P. L.; Turiano, N. A. "Purpose in Life as a predictor of mortality across adulthood". *Psychological Science*, v. 25, n. 7, p. 1482-1486, maio 2014. Disponível em: https://doi.org/10.1177/0956797614531799. Acesso em: 29 abr. 2024.

Hooker, S. A.; Masters, K. S. "Purpose in life is associated with physical activity measured by accelerometer". *Journal of Health Psychology*, v. 21, n. 6, p. 962-971, ago. 2016. Disponível em: https://doi.org/10.1177/1359105314542822. Acesso em: 29 abr. 2024.

Irving, J.; Davis, S.; Collier, A. "Aging With Purpose: Systematic Search and Review of Literature Pertaining to Older Adults and Purpose". *The International Journal of Aging and Human Development*, v. 85, n. 4, p. 403-437, dez. 2017. Disponível em: https://doi.org/10.1177/0091415017702908. Acesso em: 29 abr. 2024.

Juster, F. T.; Suzman, R. An overview of the Health and Retirement Study. The *Journal of Human Resources*. Special Issue on the Health and Retirement Study: Data quality and early results, v. 30, p. S7-S56, 1995.

Kim, E. S.; Strecher, V. J.; Ryff, C. D. Purpose in life and use of preventive health care services. *The Proceedings of the National Academy of Sciences,* v. 111, p. 16331-16336, 2014.

Lewis, N. A. et al. Purpose in life and cognitive functioning in adulthood. *Aging, Neuropsychology, and Cognition*, v. 24, p. 662-671, 2017.

Musich, S. et al. Purpose in Life and Positive Health Outcomes Among Older Adults. *Population Health Management,* v. 21, n. 2, p. 139-147, 2018. Disponível em: https://doi.org/10.1089/pop.2017.0063. Acesso em: 29 abr. 2024.

Paradella, R. "Número de idosos cresce 18% em 5 anos e ultrapassa 30 milhões em 2017". *Agência IBGE Notícias*, 26 abr. 2018. Disponível em: https://agenciadenoticias.ibge.gov.br/agencia-noticias/2012-agencia-de-noticias/noticias/20980-numero-de-idosos-cresce-18-em-5-anos-e-ultrapassa-30-milhoes-em-2017. Acesso em: 9 set. 2023. Disponível em: https://agenciadenoticias.ibge.gov.br/agencia-noticias/2012-agencia-de-noticias/noticias/20980-numero-de-idosos-cresce-18-em-5-anos-e-ultrapassa-30-milhoes-em-2017. Acesso em: 29 abr. 2024.

QUEIROZ, N. C.; NERI, A. L. Bem-estar psicológico e inteligência emocional entre homens e mulheres na meia-idade e na velhice. *Psicologia — Reflexão e Crítica*, v. 18, p. 292-299, 2005. Disponível em: https://doi.org/10.1590/S0102-79722005000200018. Acesso em: 24 abr. 2024.

RIBEIRO, C. C. *As 8 premissas da fisioterapia gerontológica — A atuação fisioterapêutica sob a ótica da gerontologia*. São Paulo: Andrei, 2012.

RIBEIRO, C. C. et al. "Propósito de vida e desempenho de atividades avançadas de vida diária em idosos mais velhos". *Revista Brasileira de Geriatria e Gerontologia*, Rio de Janeiro, v. 25, n. 5, e210216, 2022.

RIBEIRO, C. C.; NERI, A. L.; YASSUDA, M. S. "Semantic-cultural validation and internal consistency analysis of the Purpose in Life Scale for Brazilian older adults". *Dement Neuropsychologia*, v. 12, n. 3, p. 244-249, 2018. Disponível em: https://doi.org/10.1590/1980-57642018dn12-030004. Acesso em: 29 abr. 2024.

______. Propósito de vida em adultos e idosos: revisão integrativa. *Ciência & Saúde Coletiva*, Rio de Janeiro, v. 25, n. 6, p. 2127-2142, 2020. Disponível em: https://doi.org/10.1590/1413-81232020256.20602018. Acesso em: 29 abr. 2024.

RYFF, C. D. Happiness is everything, or is it? Explorations on the meaning of psychological well-being. *Journal of Personality and Social Psychology,* v. 57, n. 6, p. 1069-1081, 1989. Disponível em: https://doi.org/10.1037/0022-3514.57.6.1069. Acesso em: 29 abr. 2024.

RYFF, C. D.; KEYES, C. L. "The structure of psychological well-being revisited". *Journal of Personality and Social Psychology*, v. 69, n. 4, p. 719-727, 1995. Disponível em: https://doi.org/10.1037//0022-3514.69.4.719. Acesso em: 29 abr. 2024.

SUZMAN, R. et al. Health in an ageing world — What do we know? *Lancet,* v. 385, n. 9967, p. 484-486, 2015. Disponível em: https://doi.org/10.1016/S0140-6736(14)61597-X. Acesso em: 29 abr. 2024.

TOMIOKA, K.; KURUMATANI, N.; HOSOI, H. Relationship of Having Hobbies and a Purpose in Life With Mortality , Activities of Daily Living , and Instrumental Activities of Daily Living Among Community-Dwelling Elderly Adults. *Journal of Epidemiology,* v. 5, n. 26 (7), p. 361-370, 2016. Disponível em: https://doi.org/10.2188/jea.JE20150153. Acesso em: 29 abr. 2024.

WILSON, R. S. et al. Purpose in Life and hospitalization for ambulatory care-sensitive conditions in old age. *American Journal of Geriatric Psychiatry*, v. 26, n. 3, p. 364-374, 2018. Disponível em: https://doi.org/10.1016/j.jagp.2017.06.022. Acesso em: 29 abr. 2024.

PARTE 2

ABORDAGEM MULTIDISCIPLINAR DO PROPÓSITO DE VIDA

Conheça todas as teorias, domine todas as técnicas, mas ao tocar uma alma humana, seja apenas outra alma humana.

Carl Gustav Jung

2. ATUAÇÃO DA FISIOTERAPIA

CRISTINA CRISTOVÃO RIBEIRO

É inviável para o ser humano viver se ele para de pensar no amanhã. Não importa que seja um pensamento em torno do amanhã o mais ingênuo possível, o mais imediato, não importa. O que importa é que somos seres de tal maneira constituídos que o presente, o passado e o futuro nos enlaçam.

Paulo Freire, *Educação e mudança*

NA PRIMEIRA PARTE DO livro, foram abordados alguns conteúdos fundamentais para a compreensão do conceito de propósito de vida, sua importância e seus benefícios para as pessoas idosas, e a escala de avaliação, entre outros.

Nesta segunda parte, trataremos da abordagem multidisciplinar, destacando algumas áreas e suas respectivas intervenções, com o objetivo de contribuir para melhorar o propósito de vida da pessoa idosa.

Vamos iniciar pela atuação da fisioterapia, mas antes vale ressaltar que a abordagem apresentada neste capítulo considera as oito premissas da fisioterapia em gerontologia (Ribeiro, 2012). São elas:

1. Abordagem integral e humanizada: o fisioterapeuta sendo capaz de identificar alterações normais e patológicas decorrentes do envelhecimento;
2. Avaliação abrangente e detalhada;
3. Paciente como sujeito e protagonista da sua história de vida;
4. Valorização da capacidade do paciente;
5. A escuta terapêutica como requisito para a construção do vínculo entre o fisioterapeuta e o paciente;
6. Objetivos alinhados entre o fisioterapeuta e o paciente;

7 O fisioterapeuta como facilitador na elaboração do propósito de vida do paciente;
8 O fisioterapeuta no papel de educador.

Acrescenta-se, ainda, a importância de o fisioterapeuta ser capaz de:

- não infantilizar a pessoa idosa, estabelecendo uma comunicação efetiva com ela, sua família e cuidador(a), por meio de escuta qualificada e de linguagem adequada;
- ter uma abordagem interprofissional, colaborativa, centrada na pessoa idosa;
- identificar, avaliar e intervir nos casos com multimorbidades de alta complexidade clínica, e ser capaz de articular com a equipe multi ou interprofissional a gestão do cuidado integral da pessoa idosa nas várias modalidades de atenção (Alexandre *et al.*, 2023).

Considerando essas premissas e a abordagem do profissional, sugere-se a seguinte questão basilar: *Por que pensar propósitos de vida na fisioterapia?*

Como já foram abordados, na parte 1 deste livro, a importância e os benefícios da presença de propósitos de vida para a pessoa idosa, fica mais fácil aplicar esse entendimento ao contexto da fisioterapia, mas vale expandir essa ideia.

Ao receber o paciente, o fisioterapeuta, com base na anamnese, no exame clínico e em exames complementares, deve ser capaz de selecionar as ferramentas de avaliação adequadas ao perfil físico-funcional da pessoa idosa, interpretar seus resultados, hierarquizar problemas e necessidades e consolidar o diagnóstico fisioterapêutico, com o objetivo de construir, com o paciente e sua família, o plano terapêutico (Alexandre *et al.*, 2023).

São algumas etapas que devem ser cumpridas para uma maior obtenção de resultados, como mostra o quadro a seguir:

Neste processo, chama-se a atenção para o prognóstico funcional, que, de acordo com o quadro 1, baseado em Kisner (2016), consiste na projeção do nível e dos prazos ideais para a melhora e os resultados

Quadro 1 — Modelo de atendimento abrangente orientado para os resultados.

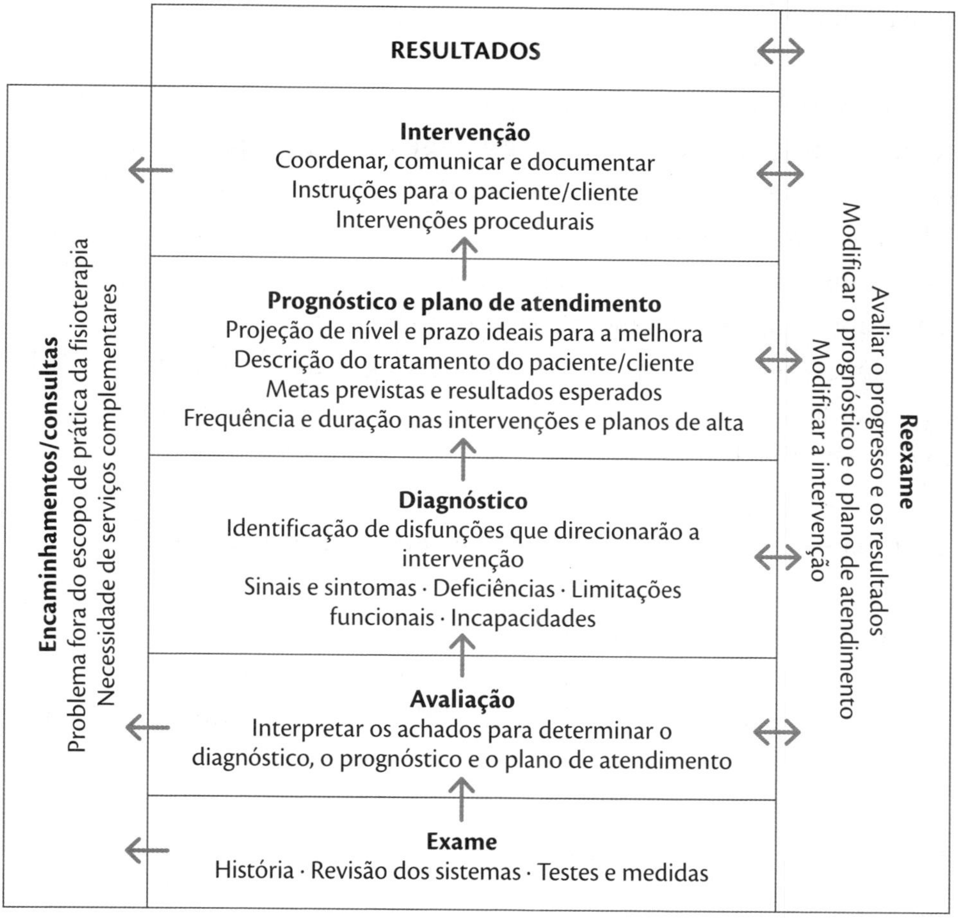

Fonte: Kisner, 2016.

esperados, o que pode ser pensado considerando os aspectos intrínsecos do paciente, como idade, estado funcional prévio, tempo de diagnóstico da doença crônica, tamanho e localização das lesões, número de doenças e deficiências concomitantes, presença de déficits sensoriais e cognitivos, sintomas emocionais/psiquiátricos.

Muitas vezes, na prática profissional, observa-se que o paciente até apresenta um bom prognóstico na fisioterapia, com potencial para avançar em relação aos aspectos funcionais — por exemplo, melhorar a deambulação, o equilíbrio e a força muscular —, mas não consegue evoluir tanto quanto esperava ou evolui menos do que outro paciente com prognóstico funcional pior.

Por que isso ocorre?

Há vários fatores que podem fazer com que o paciente não evolua tanto quanto se espera. Um exemplo é a presença de psicopatologias, como o estresse e a depressão (Kim, Strecher e Ryff, 2014), que podem influenciar a falta de um propósito de vida: às vezes, o paciente sabe que precisa fazer fisioterapia, mas, por não ter tanta clareza dos objetivos que deseja alcançar, acaba desistindo no meio do tratamento.

Em consequência disso, são propostas algumas etapas para o estabelecimento de objetivos e metas, a fim de ajudar tanto o fisioterapeuta quanto o paciente a alcançarem os resultados almejados.

1ª etapa — Realizar alguns questionamentos ao paciente, tais como:

- Por que fazer a fisioterapia?
- Quais são os motivos da prevenção ou reabilitação?
- Para que melhorar sua funcionalidade? Para ir aonde? Para fazer o quê?
- Quais propósitos deseja atingir?
- O que espera com a fisioterapia?

O fisioterapeuta pode fazer essas perguntas — que parecem óbvias, mas nem sempre são — e, por meio das respostas do paciente, entender melhor quais são seus objetivos com a fisioterapia e o que realmente deseja alcançar.

Vale destacar que só será possível fazer essas perguntas quando o paciente não tiver prejuízos cognitivos. Já nos casos de doenças neurodegenerativas e sequelas neurológicas que comprometam a fala e/ou a cognição, o profissional deverá realizar uma entrevista com um familiar/cuidador que seja capaz de fornecer informações sobre atividades que faziam algum sentido para o paciente, para, a partir daí, propor condutas que estimulem algum objetivo.

2ª etapa — Com base em todas as informações coletadas, perguntar a si mesmo:

- Reabilitar o paciente para atingir qual propósito de vida?
- Como posso ajudar meu paciente?

3ª etapa — Alinhar os objetivos entre o profissional e paciente.

As respostas obtidas por essas perguntas podem contribuir para a realização da premissa 6, que vale mencionar aqui, pois se trata de uma questão fundamental a ser respondida pelo fisioterapeuta. Afinal, com objetivos alinhados aos do paciente, é possível trabalhar em conjunto para alcançá-los. Isso pode trazer melhores resultados, aumentar a motivação e atender às expectativas, tanto do paciente quanto do familiar.

O ideal é que os objetivos e metas sejam realistas, realizáveis e, de preferência, bem estabelecidos quanto à cronêmica, de curto, médio e longo prazo. É sempre importante iniciar pelo mais simples, pois, conforme os resultados vão sendo alcançados, aumenta a autoconfiança do paciente para atingir objetivos mais desafiadores.

Segundo Freire (2005), objetivos e metas pessoais são relevantes, pois influenciam tanto os pensamentos quanto as reações emocionais. As metas representam investimentos pessoais, fornecendo senso de propósito aos indivíduos; o esforço para atingi-las tem impacto positivo na aquisição e posterior manutenção da saúde mental e do bem-estar psicológico.

Ao longo deste capítulo, serão apresentados quatro relatos de casos, para elucidar os conteúdos sobre a relação entre paciente, fisioterapeuta e os propósitos de vida envolvidos.

RELATOS DE CASOS

CASO 1

O primeiro caso que gostaria de compartilhar é o de um paciente de 71 anos, sr. A., que apresentava comprometimento no ombro, com dor, e grande limitação funcional nos tornozelos. Antes de finalizar a avaliação, fiz as seguintes perguntas: O que o senhor espera da fisioterapia? Como posso ajudá-lo? Qual propósito deseja realizar? E o paciente imediatamente me respondeu: "Quero voltar a dirigir".

Ao ouvir sua resposta, me surpreendi, pois tinha certeza de que o paciente ia dizer que esperava melhorar a dor no ombro, que era a sua prioridade. Se eu não tivesse feito a pergunta, nunca saberia que voltar a dirigir era o seu propósito. ■

Gosto de trazer este caso para ilustrar a importância de verificarmos qual é realmente a queixa principal, pois o que parece óbvio nem sempre é. Talvez, se eu não tivesse perguntado, estaria priorizando o tratamento do ombro, quando na verdade a expectativa dele era melhorar o movimento do tornozelo para voltar a dirigir, seu verdadeiro propósito. Por isso é tão importante alinhar de antemão os objetivos.

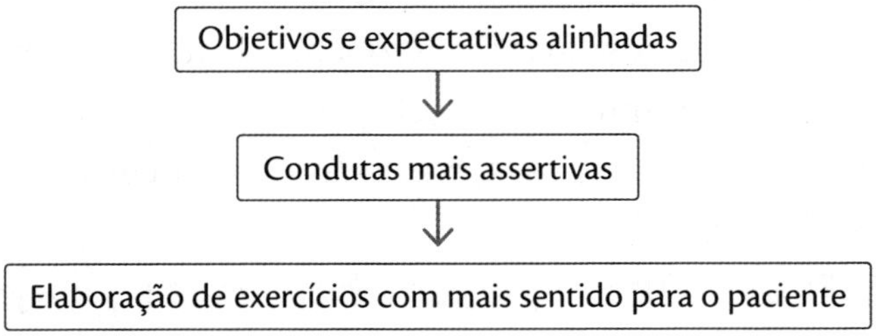

O fisioterapeuta precisa propor exercícios que façam sentido para o paciente e facilitem a realização das atividades no cotidiano. Os exercícios não devem ser oferecidos como um fim em si mesmo, sem explicar o motivo de realizá-los.

Muitas vezes, sabemos que o paciente sente dor ao fazer algum exercício específico e que, em alguns casos, o deslocamento até a clínica de fisioterapia não é algo tão fácil, pois demanda tempo, desgaste físico e recurso financeiro por parte dos familiares ou do próprio paciente. Além dessas dificuldades, pode-se somar o de se deparar com um profissional que não dá a atenção necessária, não explicando o que será feito e não esclarecendo possíveis dúvidas sobre as condutas. Esse fato pode gerar uma desmotivação no paciente e até levá-lo a desistir da fisioterapia, optando por realizar os exercícios em casa.

Isso infelizmente acontece, gerando uma impressão equivocada a respeito da fisioterapia, pois não vão dizer que determinado fisioterapeuta não foi competente, mas que a fisioterapia não funcionou. Então, o melhor a ser feito é esclarecer para o paciente e o familiar, com linguagem simples e clara, os objetivos e as condutas a serem realizadas.

Na sequência, será apresentado o segundo relato, o caso de uma paciente que se recusava a realizar determinadas condutas.

CASO 2

Certa vez atendi uma paciente de 79 anos, a sra. M., que se recusava a fazer exercícios para fortalecer os membros superiores (MMSS), não queria de jeito nenhum. Depois de algumas conversas, pude conhecer seu contexto social e soube que ela tinha uma neta de 3 anos, a quem carregava no colo. Então questionei: "A senhora gosta de segurar sua neta no colo?" E, diante da resposta afirmativa, fiz outra pergunta: "E pretende segurá-la por muito tempo ainda?"

Ao criar empatia com sua realidade, pude usar o seu contexto de vida e explicar que, para que ela continuasse a carregar a neta no colo, seria fundamental que realizasse os exercícios de fortalecimento dos MMSS. Afinal, se ela não tivesse força muscular, ficaria mais difícil carregar a neta à medida que esta crescesse.

A partir daí, a paciente aceitou realizar os exercícios propostos, pois viu um sentido neles.

Independentemente da idade do paciente, ter propósitos o motiva a atingir o desejado. Mas quando o fisioterapeuta não esclarece as razões de determinado exercício, ou seja, para que ele serve, como melhorará as atividades diárias, não relacionando o que faz na fisioterapia à vida do paciente, poderá ter como resposta sua desmotivação e seu desinteresse, que, em muitos casos, levam à desistência da proposta terapêutica (Ribeiro, 2012). ■

O fato de o paciente sentir que foi ouvido, ter seus objetivos alinhados aos do fisioterapeuta e realizar exercícios que façam sentido para ele pode aumentar a sua motivação e adesão à fisioterapia.

Além disto, como será que está o seu propósito de vida? Para responder a esse questionamento, finalizo esta sequência com a última etapa:

4ª etapa — Aplicar a Escala de Propósito de Vida (Ribeiro, Neri e Yassuda, 2018): uma vez avaliado o propósito, após a realização de uma ou mais intervenções para melhorá-lo, será importante reavaliá-lo, para verificar se de fato ocorreu alguma alteração.

O paciente que tem algum propósito de vida dedica-se a uma busca ativa por metas, o que provavelmente aumenta a força orientada para objetivos e a eficiência dos sistemas biológicos (Boyle *et al.*, 2022). O PV é descrito por Ryff *et al.* (2016) como um dos principais domínios do bem-estar psicológico, por estar associado a numerosos estados e traços psicológicos conhecidos por contribuir para proporcionar boa saúde, como otimismo, autoeficácia e maior motivação para o autocuidado.

Portanto, esse paciente tem mais chance de aderir a intervenções — a fisioterapia, por exemplo —, participando ativamente e conseguindo evoluir mais do que outro paciente que esteja desmotivado ou sem propósitos de vida.

Certa vez, em uma entrevista, me fizeram a seguinte pergunta: "Como estimular idosos para que tenham um propósito, diante das perdas que a velhice impõe e da noção de ter pouco tempo de vida?" E minha resposta foi: "Sempre que existir vida, existe a possibilidade de sonhar e desejar. Partindo do princípio de que 'sonhos não envelhecem', podemos, sim, procurar incentivar os propósitos de vida da pessoa idosa".

Não podemos negar que na velhice costumam ocorrer perdas físicas, cognitivas e sociais (Windsor, Curtis e Luszcz, 2015) que comprometem a realização de alguns propósitos. Esse é um dos motivos pelos quais devemos ajudar o paciente a estabelecer objetivos realistas e exequíveis, não só evitando a frustação, como também o encorajando a concretizar algum desejo ou sonho.

Gosto de comentar que, muitas vezes, o paciente e a família já chegam "desistidos" na fisioterapia, mas nós, profissionais, não podemos desistir, sempre temos como ajudar, por meio de palavras de incentivo, orientações e condutas.

Definir objetivos e metas e esforçar-se para atingi-los ajuda a superar as crises e perdas ao longo da vida, ao passo que a falta de propósito se associa a sintomas de vazio existencial, podendo desencadear problemas como ansiedade, baixa autoestima e sintomas depressivos.

Vale ressaltar, porém, que, diante de um idoso que se apresente desmotivado e sem propósitos, é de extrema relevância verificar se já existe alguma doença que esteja dificultando a elaboração desses propósitos, como depressão, ansiedade ou algum outro quadro de transtorno de humor. Nesses casos, devemos encaminhar o paciente a um profissional de saúde mental, para que possa fazer uma avaliação mais precisa e assim iniciar o tratamento adequado (Ribeiro *et al.*, 2022).

A abordagem junto ao paciente idoso deve ser global, considerando os aspectos biopsicossociais (Iwano, Kambara e Aoki, 2022). A relação mente e corpo é muito importante, por isso vale aqui uma reflexão: Como explicar a relação entre o propósito de vida, uma variável psicológica, e a saúde física, no contexto da fisioterapia?

A primeira explicação pode ser por meio da Classificação Internacional de Funcionalidade, Incapacidade e Saúde (CIF), proposta pela Organização Mundial da Saúde (OMS) em 2001. O modelo da CIF (figura 1) surgiu para substituir um enfoque negativo da deficiência e da incapacidade por uma perspectiva positiva, em que a funcionalidade engloba todas as funções do corpo e a capacidade do indivíduo de realizar atividades e tarefas relevantes da rotina, bem como sua participação na sociedade (OMS, 2020).

Figura 1 — Interações entre os componentes da CIF.

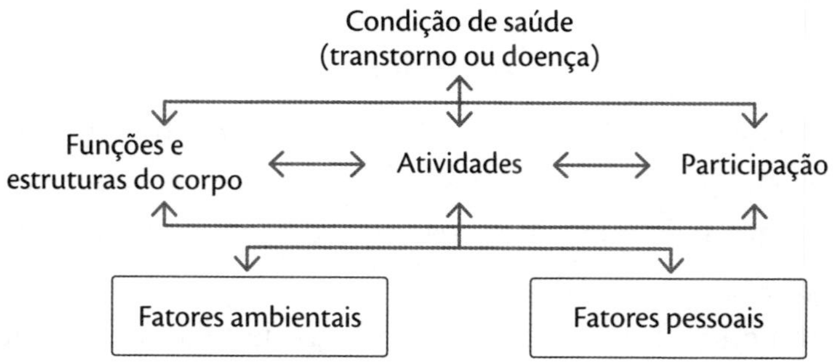

Fonte: OMS, 2020.

A CIF descreve a funcionalidade e a incapacidade relacionadas às condições de saúde, identificando o que uma pessoa pode ou não pode fazer na sua vida diária (Farias e Buchalla, 2005). A CIF baseia-se, portanto, em abordagem biopsicossocial, incorporando os componentes de saúde nos níveis corporais e sociais. Já as condições de saúde (doenças, transtornos, lesões ou estados relacionados) são classificadas principalmente na Classificação Internacional de Doenças, hoje em sua 11ª versão (CID-11) (OMS, 2013; WHO, 2024).

Segundo a OMS, a CID-11 e a CIF são complementares. A informação sobre o diagnóstico acrescido da funcionalidade amplia o quadro sobre a saúde do indivíduo ou das populações. A CID-11 diz qual doença o paciente tem, mas não como ele vive. Por exemplo: duas pessoas com a mesma doença podem ter diferentes níveis de funcionalidade, enquanto duas pessoas com o mesmo nível de funcionalidade não têm necessariamente a mesma condição de saúde.

No modelo da CIF, cada nível age sobre e sofre a ação dos demais, sendo todos influenciados pelos fatores ambientais. Já os fatores pessoais incluem gênero, idade, raça, educação, profissão, estilo de vida, hábitos, motivação e a presença ou não de propósitos de vida. Eles representam influências sobre a funcionalidade específica do indivíduo que não estão representadas em outras partes da CIF (Sampaio *et al.*, 2005).

Portanto, por meio da CIF, podemos explicar a relação entre a presença ou não de propósito de vida, uma variável psicológica, sobre a saúde física no contexto da fisioterapia, impactando a funcionalidade do indivíduo.

Outra explicação sobre essa relação é o fato de a fisioterapia contribuir para uma melhora das queixas e dos sintomas físicos. A diminuição da dor, da rigidez, do desconforto e o restabelecimento de um movimento podem fazer que o paciente deixe de pensar em seus comprometimentos, abrindo espaço para refletir sobre os objetivos que deseja alcançar, como sair de casa para visitar um amigo ou vizinho, passear no bairro, cuidar da casa, enfim, algo que o deixe mais realizado.

O fisioterapeuta, por ser um profissional que lida diretamente com a saúde física, pode contribuir para que esses propósitos sejam atingidos, porque ajuda o paciente a alcançar mais autonomia e independência física, por meio da melhora da força muscular, do equilíbrio, da postura e da marcha, entre muitos outros benefícios.

Vejamos, no terceiro relato, uma situação que elucida o contexto evidenciado, ocorrida em uma Instituição de Longa Permanência para Idosos (ILPI).

CASO 3

Em determinado momento da minha vida profissional, fui supervisora de estágio curricular para os alunos do último ano do curso de Fisioterapia em uma ILPI. Gostei muito da experiência e percebi que os idosos residentes geralmente eram mais carentes de atenção e com certa pobreza em sua rotina, ou seja, tinham atividades restritas e saíam pouco da instituição para fazer algum tipo de passeio.

Como a supervisão ocorria na modalidade de rodízio entre os estudantes, a cada novo grupo que iniciava o estágio, a mesma abordagem acontecia. Os alunos, em sua grande maioria, me apresentavam a reabilitação da marcha como proposta terapêutica, sem que se questionasse o motivo de realizar tal conduta, simplesmente para estimular a locomoção. De fato, é muito interessante trabalhar a marcha do paciente, até porque ela é importante para atingir a independência funcional e a autonomia. Mas, se pensarmos no idoso da ILPI, sem ter para onde ir e que muitas vezes não recebe visitas, qual será sua motivação para melhorar a marcha? Andar para quê, para ir aonde?

Por outro lado, se o fisioterapeuta der um sentido para essa atividade, transformá-la em um propósito, salientando que ajudará o paciente a andar sozinho nos espaços da instituição, sem depender das pessoas, além de aumentar sua facilidade na locomoção, quem sabe até fazer um passeio fora da ILPI, é provável que essa abordagem faça a diferença na reabilitação, motivando o paciente a realizá-la.

Portanto, o fisioterapeuta deve estar atento ao contexto do paciente: O que é realmente importante para ele? O que faz sentido?

Não existe uma receita. Cada pessoa idosa é uma; devemos abordá-la como sujeito de sua história de vida, como foi mencionado na premissa 3, e pesquisar o que pode ser feito para resgatar suas vontades e desejos. ■

PROPOSTAS DE INTERVENÇÕES GERONTOLÓGICAS

Até o momento da publicação deste livro, são necessários mais estudos para avaliar a eficácia de intervenções que contribuam para o PV da pessoa idosa, e se faz importante a existência de propostas, como a descrita a seguir.

Podemos pensar em um envelhecimento ativo e uma velhice produtiva tendo como objetivo central o propósito de vida. Dividir a nossa vida de maneira didática em algumas áreas facilita a elaboração de objetivos e metas. Essa é uma proposta que o profissional pode fazer à pessoa idosa — apresentar um conjunto de áreas, conforme destacado na figura 2, verificando se existe algum interesse por parte do paciente em investir em alguma delas.

Figura 2 — Esquema do envelhecimento ativo e da velhice produtiva tendo o propósito de vida como objetivo central.

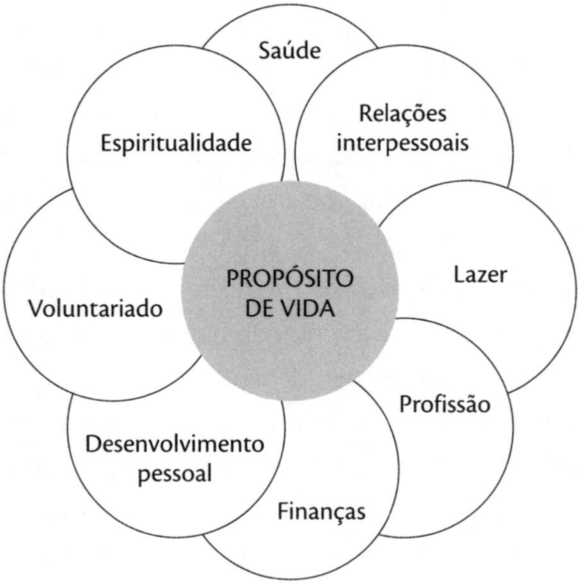

Fonte: a autora.

É válido apresentar uma breve definição do que envolve cada uma das áreas, a fim de elucidar paciente e fisioterapeuta:

- Saúde: cuidados com a saúde física e mental;
- Relações interpessoais: relações positivas com as pessoas, sendo esta uma das dimensões do bem-estar psicológico, conforme será apresentado na figura 3;
- Lazer: tempo livre dedicado ao bem-estar pessoal, como praticar algum *hobby* ou atividade prazerosa;
- Profissão: realização de uma atividade remunerada;
- Finanças: cuidado com os recursos financeiros;
- Desenvolvimento ou crescimento pessoal (que é outra dimensão do bem-estar psicológico): engloba procurar evoluir a fim de alcançar uma vida mais equilibrada por meio do autoconhecimento;
- Voluntariado: dedicação de parte do tempo e do trabalho a alguma atividade não remunerada, em prol de uma causa social;
- Espiritualidade: experiências, reflexões e práticas (não necessariamente relacionadas a alguma religião) que envolvam a dimensão não material ou transcendente da existência e ampliem o senso de conexão

Figura 3 — Dimensões do bem-estar psicológico.

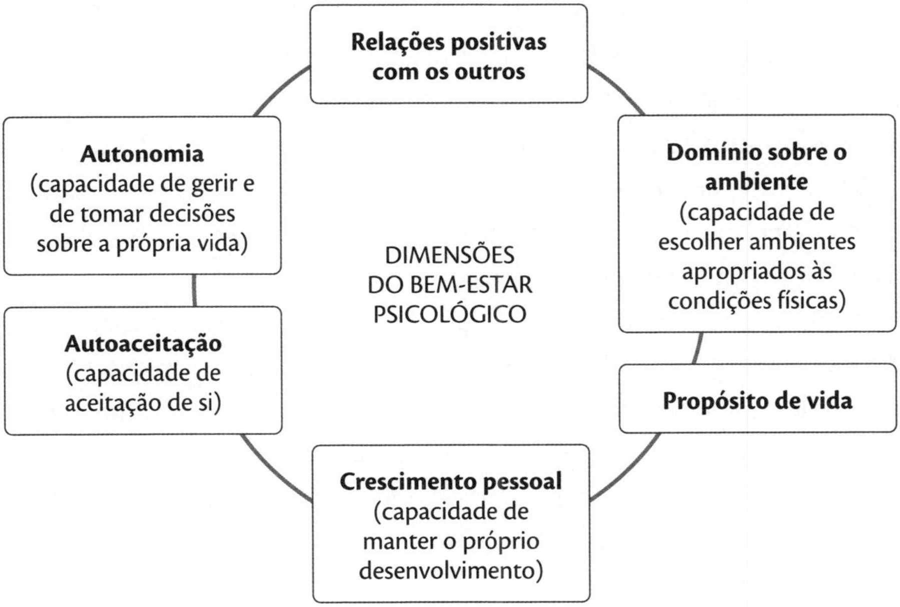

Fonte: Ryff e Keyes, 1995.

com a sua vida, com as outras pessoas, com a natureza, aumentando assim o seu bem-estar.

Vale destacar a importância de estabelecer uma atividade direcionada a um objetivo altruísta, como o voluntariado, fazendo que a pessoa se sinta útil e integrada socialmente, o que afeta o bem-estar psicológico de modo positivo e pode ajudar a melhorar o propósito de vida do indivíduo (Sutin *et al.*, 2023).

Sugere-se que o profissional que atua na área de gerontologia seja um "detetive", no sentido de verificar tudo o que pode ser feito para ajudar a pessoa idosa, investigando seus interesses, desejos, sonhos e motivações. A figura 2, em que são representadas as áreas da vida, pode ajudar fornecendo algumas ideias.

Não importa qual seja o propósito, o importante é começar por algo, mesmo que seja aparentemente pequeno e simples. Neste caso, podemos pensar no que os japoneses entendem por *ikigai* — de acordo com Mogi (2018), *iki* (viver) e *gai* (razão), ou seja, "razão de viver" —, conteúdo que será abordado em outros capítulos.

O pesquisador Dan Buettner retratou o termo *ikigai* na minissérie *Como viver até os 100 — Os segredos das zonas azuis* (2023), lançada pela Netflix, especificamente no primeiro episódio, sobre a cidade de Okinawa. Buettner faz inúmeras colocações sobre o tema, das quais destaco: "*Ikigai* é um tipo de missão; um senso de propósito; é o principal fator da saúde espiritual dos centenários; se perdermos o *ikigai*, nós morremos; 'aposentar' não existe no linguajar de Okinawa".

O pesquisador ainda observa que, quando os idosos fazem 60, 70, 80, 90 anos, continuam trabalhando. "Pode ser 'algo simples', como trabalhar no quintal para levar hortaliças para casa, ou ter uma barraca na feira onde só trabalham de manhã. O ponto principal é que eles mantêm a mente ativa e o corpo em movimento. Acrescentam a isso o significado de sua vida, a razão que os faz levantar de manhã."

DESAFIOS AO FISIOTERAPEUTA ESPECIALISTA EM GERONTOLOGIA E INCENTIVADOR DOS PROPÓSITOS DE VIDA

Quem escolhe a gerontologia, por amor e vocação, é um profissional que tem a oportunidade de atuar em uma área promissora — em que cada vez mais serão necessários especialistas para atender à grande demanda de idosos que está por vir — e, ao mesmo tempo que estuda para atender os pacientes, pode aplicar o conhecimento em benefício próprio, tendo maior chance de envelhecer com qualidade.

Neste momento, vale a reflexão sobre a importância de que o profissional tenha autorresponsabilidade e dê o exemplo, ou seja, é preciso aplicar em si mesmo os princípios dessa ciência (gerontologia), pois de nada adianta ficar apenas na teoria. O fato de ser fisioterapeuta aumenta ainda mais a responsabilidade quanto ao autocuidado com a saúde, o cultivo de hábitos saudáveis e a prática de exercício físico incorporada no dia a dia. O fisioterapeuta deve ter em mente a importância de se exercitar, já que é um profissional do movimento, sendo, portanto, extremamente relevante que faça algum tipo de atividade física; afinal, como poderá pedir ao paciente que faça o exercício proposto na fisioterapia se o próprio terapeuta não o faz?

Logo, para termos uma longevidade ativa na fisioterapia, precisamos nos cuidar, pois, se tudo der certo, seremos idosos cuidando de idosos.

Isso também vale em relação a tornar-se um incentivador dos propósitos das pessoas idosas, sejam elas pacientes, amigos ou familiares. Não basta falar sobre propósitos: é fundamental vivenciar uma vida com propósitos, ser um profissional motivado, que tem brilho nos olhos e provoca inspiração por onde passa.

Enquanto se é jovem, existe a possibilidade de preparar-se para uma velhice com mais autonomia e independência, cuidando das próprias reservas — física, muscular, financeira, social, cognitiva e emocional. É possível expandir o entendimento das áreas da vida pensando em se preparar da melhor maneira em cada uma delas, a fim de alcançar uma velhice mais exitosa. Caso esse preparo ocorra após os 60 anos, vale sempre lembrar que "quanto mais cedo melhor, nunca é tarde demais", frase do dr. Alexandre Kalache, médico geriatra e grande referência na área do envelhecimento. O importante é começar a cuidar da longevidade o quanto antes, independentemente da idade.

Antes de fazer minhas considerações finais, gostaria de compartilhar o quarto e último relato de caso, de outra paciente, que é uma inspiração para mim.

CASO 4

A sra. P., de 95 anos, tem oito filhos (cinco homens e três mulheres), 21 netos, 16 bisnetos e, no ano de 2023, teve a felicidade de conhecer dois tataranetos.

Idosa ativa, bem-humorada, inteligente, com força de vontade e motivação. Há aproximadamente três anos, uma de suas filhas me procurou para iniciar a fisioterapia com o objetivo de melhorar a saúde e a disposição da mãe. Na conversa inicial com a filha, quando foi apresentada a proposta da fisioterapia em gerontologia, com o foco em melhorar os propósitos de vida, ela me disse: "Procuro sempre manter a minha mãe com a chama acesa". Ouvir essa fala me chamou a atenção, pois já pude perceber a presença de uma família incentivadora dos propósitos da sra. P.

Nascida no Rio Grande do Sul, ela e o esposo chegaram em 1955 a Foz do Iguaçu (PR), onde iniciaram os negócios no ramo da gastronomia e hotelaria. Ficou viúva aos 46 anos e sempre trabalhou muito, sendo um grande exemplo para a família toda. Foram os primeiros a terem apresentações artísticas nos restaurantes, já nos idos de 1961, e também foram pioneiros na realização de grandes eventos, como *réveillons*, na construção da primeira praça de alimentação da cidade e em proporcionar recreação para as crianças, consideradas influenciadoras das escolhas dos pais.

O grupo da família é um dos maiores empregadores da cidade: nos períodos de maior movimento, suas empresas chegaram a ter 1.300 funcionários. Em sua festa de aniversário de 90 anos, a sra. P. lançou sua autobiografia, presenteando todos os convidados com seu livro. Este foi um projeto incentivado pelos filhos e levou aproximadamente quatro anos para ser concretizado.

Vejo a sra. P. como uma inspiração, pois até hoje ela tem autonomia para tomar decisões, que são respeitadas por toda a família, além de ser muito esforçada e empenhada nos objetivos que coloca para si, seja uma viagem para a casa de praia da filha, seja a confecção de um casaquinho de tricô para o tataraneto.

Na fisioterapia, exceto quando realmente não está bem, ela se esforça na realização dos exercícios e das tarefas cognitivas deixadas para casa. Pesquisando a sua história de vida e perguntando para a sra. P., percebo que ela sempre teve traços que merecem ser destacados, como: resiliência, automotivação, força de vontade para que os resultados aconteçam, determinação e bom humor. Tudo isso facilitou a criação de uma reserva social, observada nas relações sociais e na rede de amizades hoje presentes em sua vida, o que contribui para uma vivência mais positiva dessa fase. Também a vejo motivada por desafios, sempre procurando se superar, com autocobrança e autoexigência por melhores resultados. E, se algum dia percebe que não desempenhou tão bem os exercícios na fisioterapia, chega até mesmo a se desculpar — e eu logo lhe digo para não se preocupar, pois tem dias que estamos mais dispostos e outros nem tanto, independentemente da idade.

Por tudo isso, vejo na história de vida da sra. P. que traços como a resiliência e o bom humor podem contribuir para enfrentar possíveis adversidades, e que envelhecer com propósitos aumenta as chances de ter uma velhice mais produtiva e inspiradora. ■

CONSIDERAÇÕES FINAIS

Neste capítulo, foram destacados vários aspectos importantes. Gostaria de reforçar que o fisioterapeuta especialista em gerontologia pode contribuir para melhorar a funcionalidade do idoso, mas os benefícios podem ser ainda maiores se o profissional tiver como foco ajudar o paciente a ter propósitos de vida.

Considerando que envelhecemos como vivemos, gostaria de propor uma reflexão para todos nós: Como estamos envelhecendo?

Retomando o que disse anteriormente, que uso quase como um bordão com aqueles que ainda não chegaram aos 60 anos, "se tudo der certo, um dia seremos idosos". Não existe nenhuma garantia de que chegaremos lá: dependerá, em grande medida, das opções que fizermos ao longo da vida. A velhice, afinal, também é o resultado das nossas escolhas hoje. Que escolhas estamos fazendo para ter uma velhice mais exitosa?

Vivenciar a gerontologia com propósito nos exige disciplina, organização, foco e sabedoria. E ter sabedoria não é aproveitar todas as oportunidades, mas recusar aquelas que não combinam com os nossos propósitos de vida.

REFERÊNCIAS

Alexandre, T. da S. et al. "Como direcionar a formação do fisioterapeuta em Gerontologia no Brasil diante do envelhecimento populacional?" *Revista Pesquisa em Fisioterapia*, Salvador, v. 13, e4994, 2023. Disponível em: http://dx.doi.org/10.17267/2238-2704rpf.2023.e4994. Acesso em: 07 mai. 2024.

Boyle, P. A. et al. "Purpose in life may delay adverse health outcomes in old age". *The American Journal of Geriatric Psychiatry*, v. 30, n. 2, p. 174-181, fev. 2022. Disponível em: https://www.ajgponline.org/article/S1064-7481(21)00322-5/abstract. Acesso em: 25 abr. 2024.

Como *viver até os 100 — Os segredos das zonas azuis*. Direção: Clay Jeter. Estados Unidos: Netflix, 2023.

Farias, N.; Buchalla, C. M. "A Classificação Internacional de Funcionalidade, Incapacidade e Saúde da Organização Mundial da Saúde: conceitos, usos e perspectivas". *Revista Brasileira de Epidemiologia*, v. 8, n. 2, p. 187-193, 2005. Disponível em: https://doi.org/10.1590/S1415-790X2005000200011. Acesso em: 25 abr. 2024.

Freire, S. A. "Metas pessoais". In: Neri, A. L. (org.). *Palavras-chave em gerontologia*. 2. ed. rev. e ampl. Campinas: Alínea, 2005.

Iwano, S.; Kambara, K.; Aoki, S. "Psychological interventions for wellbeing in healthy older adults: systematic review and metaanalysis". *Journal of Happiness Studies*, v. 23, p. 2389-2403, 21 jan. 2022. Disponível em: https://doi.org/10.1007/s10902-022-00497-3. Acesso em: 25 abr. 2024.

Kim, E. S.; Strecher, V. J.; Ryff, C. D. "Purpose in life and use of preventive health care services". *Proceedings of the National Academy of Sciences*, v. 111, n. 46, p. 16331-16336, 2014. Disponível em: https://doi.org/10.1073/pnas.1414826111. Acesso em: 25 abr. 2024.

Kisner, C. *Exercícios terapêuticos — Fundamentos e técnicas*. 6. ed. Barueri: Manole, 2016.

Mogi, K. *Ikigai — Os cinco passos para encontrar seu propósito de vida e ser mais feliz*. Bauru: Astral Cultural, 2018.

OMS — Organização Mundial de Saúde. *Como usar a CIF — Um manual prático para o uso da Classificação Internacional de Funcionalidade, Incapacidade e Saúde (CIF)*. Versão preliminar para discussão. Genebra: OMS, out. 2013. Disponível em: http://www.fsp.usp.br/cbcd/wp-content/uploads/2015/11/Manual-Pra%CC%81tico-da-CIF.pdf. Acesso em: 25 abr. 2024.

OMS — Organização Mundial de Saúde. *CIF — Classificação Internacional de Funcionalidade, Incapacidade e Saúde*. São Paulo: Edusp, 2020.

Ribeiro, C. C. *As 8 premissas da fisioterapia gerontológica — A atuação fisioterapêutica sob a ótica da gerontologia*. São Paulo: Andrei, 2012.

Ribeiro, C. C. et al. "Propósito de vida e desempenho de atividades avançadas de vida diária em idosos mais velhos". *Revista Brasileira de Geriatria e Gerontologia*, v. 25, n. 5, e210216, p. 1-11, 2022. Disponível em: https://doi.org/10.1590/1981-22562022025.210216.pt. Acesso em: 25 abr. 2024.

Ribeiro, C. C.; Neri, A. L.; Yassuda, M. S. "Semantic-cultural validation and internal consistency analysis of the Purpose in Life Scale for Brazilian older adults". *Dementia & Neuropsychologia*, v. 12, n. 3, p. 244-249, 2018. Disponível em: https://doi.org/10.1590/1980-57642018dn12-030004. Acesso em: 24 abr. 2024.

Ryff, C. D.; Keyes, C. L. M. "The structure of psychological well-being revisited". *Journal of Personality and Social Psychology*, v. 69, n. 4, p. 719-727, 1995. Disponível em: https://doi.org/10.1037/0022-3514.69.4.719. Acesso em: 25 abr. 2024.

Ryff, C. D. et al. "Purposeful engagement, healthy aging, and the brain. *Current Behavioral Neuroscience Reports*, v. 3, n. 4, p. 318-327, 2016. Disponível em: https://link.springer.com/article/10.1007/s40473-016-0096-z. Acesso em: 25 abr. 2024.

Sampaio, R. F. et al. "Aplicação da classificação internacional de funcionalidade, incapacidade e saúde (CIF) na prática clínica do fisioterapeuta". *Brazilian Journal of Physical Therapy*, v. 9, n. 2, p. 129-136, 2005.

Sutin, A. R. et al. "Sense of meaning and purpose in life and risk of incident dementia: new data and meta-analysis". *Archives of Gerontology and Geriatrics*, v. 105, 104847, fev. 2023. Disponível em: https://doi.org/10.1016/j.archger.2022.104847. Acesso em: 25 abr. 2024.

Windsor, T. D.; Curtis, R. G.; Luszcz, M. A. "Sense of purpose as a psychological resource for aging well". *Developmental Psychology*, v. 51, n. 7, p. 975-986, 2015. Disponível em: https://doi.org/10.1037/dev0000023. Acesso em: 25 abr. 2024.

WHO. International Statistical Classification of Diseases and Related Health Problems (ICD). Disponível em: https://www.who.int/classifications/classification-of-diseases. Acesso em: 24 abr. 2024.

3. ATUAÇÃO DA EDUCAÇÃO FÍSICA

DANIEL VICENTINI DE OLIVEIRA

A felicidade é o sentido e o propósito da vida, o único objetivo e a finalidade da existência humana.
Aristóteles, *Ética a Nicômaco*

A EDUCAÇÃO FÍSICA DESEMPENHA um papel fundamental no propósito de vida durante o envelhecimento, oferecendo uma abordagem holística que transcende a mera atividade física. À medida que as pessoas envelhecem, a importância de manter um estilo de vida ativo torna-se evidente não apenas para a saúde física, mas também para o bem-estar emocional e mental das pessoas idosas (Lin *et al.*, 2020). Relembro aqui que atividade física é todo movimento corporal que gasta energia acima dos níveis basais, incluindo atividades de lazer, deslocamento, ocupacionais e domésticas; já o exercício físico é uma forma específica e planejada de atividade física, realizada com o objetivo de melhorar ou manter a aptidão física. Em suma, todo exercício físico é uma forma de atividade física (Chodzko-Zajko *et al.*, 2009).

A prática regular de exercícios físicos orientada por profissionais de educação física contribui significativamente para a manutenção da saúde biológica (muscular, óssea, cardiovascular, articular etc.), aspectos cruciais para preservar a funcionalidade no envelhecimento. Mas, além disso, ela desempenha papel importante na prevenção e no controle de doenças crônicas não transmissíveis (Delpino *et al.*, 2022).

No entanto, a atuação da educação física vai além dos benefícios físicos. Ela promove a socialização e a integração, criando um senso de comunidade entre as pessoas idosas. As aulas/atividades em grupo, por exemplo, proporcionam oportunidades para a construção de amizades, compartilhamento de experiências e estímulo à interação social, fatores fundamentais para a saúde mental, emocional e para o senso de propósito de vida (Neil-Sztramko *et al.*, 2022).

Além disso, a educação física em gerontologia considera as necessidades individuais dos idosos, respeitando limitações biopsicossociais e adaptando os exercícios de acordo com as condições de cada pessoa (Oliveira, 2021). Essa abordagem personalizada não apenas maximiza os benefícios físicos, mas também promove a autoestima e a autoconfiança, contribuindo para um envelhecimento mais positivo, ativo e com propósito.

Assim, a educação física emerge como um componente integral no propósito de vida durante o envelhecimento, fornecendo ferramentas para que as pessoas idosas possam desfrutar de uma vida plena e significativa. Ao promover a saúde física, mental e social, a educação física desempenha um papel essencial na promoção do envelhecimento ativo e saudável.

A EDUCAÇÃO FÍSICA COMO PROMOTORA DA SAÚDE NO ENVELHECIMENTO

Inicio este tópico destacando a definição de promoção da saúde. Trata-se de uma abordagem ampla e abrangente voltada para a melhoria da qualidade de vida e o bem-estar das pessoas. Diferenciando-se do modelo tradicional centrado na cura de doenças, a promoção da saúde concentra-se em prevenir enfermidades, promover comportamentos saudáveis e lidar com os determinantes sociais, econômicos e ambientais que influenciam a saúde (Brasil, 2010).

No cerne desse conceito está a compreensão de que a saúde é um estado multifacetado, influenciado por diversos fatores, como aspectos físicos, mentais, sociais, econômicos e ambientais. Portanto, a promoção da saúde adota uma abordagem holística, considerando todas essas dimensões na busca pelo bem-estar global (Friedman, 2020).

Conforme Souza, Silva e Barros (2021), um dos pilares fundamentais da promoção da saúde é a ênfase na prevenção. Isso implica a adoção de medidas para evitar o surgimento de doenças e lesões, abrangendo desde a promoção de estilos de vida saudáveis até a detecção precoce de condições de saúde e a redução de fatores de risco.

A participação ativa das pessoas em sua própria saúde é um princípio crucial dessa abordagem. Isso envolve capacitar as comunidades para tomar decisões informadas sobre sua saúde, promover a autogestão e engajar-se ativamente nas escolhas relacionadas ao cuidado de saúde (Daly, Byrne e Keogh, 2019). Além disso, a promoção da saúde busca a equidade, procurando reduzir as disparidades de saúde. É uma prioridade garantir que todos, independentemente de sua origem étnica, socioeconômica ou geográfica, tenham oportunidades iguais para atingir o melhor estado de saúde possível (Thom *et al.*, 2021).

Você sabia que ambientes saudáveis são uma preocupação central na promoção da saúde, principalmente para pessoas idosas? Isso inclui a criação de espaços físicos, sociais e econômicos que facilitem escolhas saudáveis, como ambientes públicos acessíveis, opções alimentares nutritivas e locais de trabalho que promovam o bem-estar (Kashtanova *et al.*, 2022).

Também se faz importante destacar aqui que a colaboração interdisciplinar é uma característica-chave da promoção da saúde, envolvendo a cooperação de diversos outros setores, como educação, trabalho e ambiente. Essa abordagem reconhece a complexidade dos fatores que influenciam a saúde e busca soluções integradas. No dia a dia, a promoção da saúde é implementada por meio de diversas atividades interdisciplinares, como campanhas de conscientização, programas educacionais, estímulo à prática regular de exercícios, políticas de alimentação saudável, acesso a serviços de saúde preventiva e criação de ambientes propícios ao bem-estar (Davodi *et al.*, 2023). O objetivo final é criar condições que permitam que as pessoas alcancem e mantenham um estado ótimo de saúde ao longo da vida.

E qual a relação entre promoção da saúde e envelhecimento? Essa relação é significativa e crucial para garantir um processo de envelhecimento saudável e ativo. A promoção da saúde desempenha um papel fundamental na melhoria da qualidade de vida dos idosos, abordando os desafios específicos que surgem com o envelhecimento. Esses desafios, muitas vezes, serão enfrentados com o auxílio de intervenções interdisciplinares, dentre as quais destaco a área da educação física.

A educação física é uma ciência que envolve o estudo e a prática de atividades físicas e esportivas com o objetivo de promover o desenvolvimento físico, mental, social e emocional dos indivíduos. Ela desempenha um papel essencial na formação integral das pessoas ao longo de diferentes estágios da vida, inclusive na velhice (Oliveira, 2021).

Essa ciência abrange uma variedade de atividades, que podem incluir esportes, jogos, danças, ginástica, musculação, treinamento funcional e hidroginástica, entre muitas outras formas de movimento corporal. O seu propósito vai além do simples desempenho físico, englobando a promoção da saúde, que abordei anteriormente, o desenvolvimento de habilidades motoras, o estímulo à socialização e a conscientização sobre a importância da prática regular de atividade física para o bem-estar geral.

Além disso, a educação física se adapta às características e necessidades de diferentes grupos, incluindo as pessoas idosas, com ou sem limitações e doenças. Os profissionais de educação física desempenham um papel importante na orientação e prescrição de exercícios físicos adequados para cada contexto, promovendo o bem-estar e a qualidade de vida.

Conforme a Resolução nº 46 de 2002 do Conselho Federal de Educação Física (Confef), o profissional de educação física é especialista em atividades físicas nas suas diversas manifestações, na reabilitação e nos serviços que favoreçam o desenvolvimento da educação e da saúde em todas as fases da vida, inclusive na velhice. Adicionalmente, a educação física é uma área multidisciplinar que visa proporcionar uma compreensão abrangente e prática do movimento humano, com ênfase na promoção da saúde, no desenvolvimento de habilidades motoras e na formação de valores relacionados à prática de atividades físicas e esportivas (Confef, 2002).

No que concerne especificamente ao indivíduo idoso, a educação física desempenha um papel vital como promotora da saúde. À medida que a população mundial envelhece, é crucial reconhecer e abordar as necessidades específicas dos idosos em termos de atividade física e bem-estar. Por exemplo, a prática regular de atividade física é essencial para a manutenção da saúde muscular e óssea dos idosos (McKendry *et al.*, 2021). Exercícios de resistência e de fortalecimento ajudam a prevenir a perda de densidade óssea e a degeneração muscular, comuns no envelhecimento (Izquierdo *et al.*, 2021). Além disso, a educação física oferece atividades que visam melhorar a mobilidade e a flexibilidade, essenciais para prevenir quedas, uma das principais causas de lesões e mortalidade em idosos. Exercícios que trabalham equilíbrio e coordenação também são benéficos nesse sentido (Thomas *et al.*, 2019).

A educação física, por meio da prescrição da prática regular de atividade física, é importante também para a prevenção e o controle de diversas doenças crônicas, como diabetes, doenças cardiovasculares, sarcopenia e fragilidade, entre outras, sendo relevante no contexto do envelhecimento, quando a incidência dessas condições tende a aumentar (Ricci e Cunha, 2020).

Além dos benefícios físicos, a educação física estimula o aspecto cognitivo. Estudos mostram melhorias na função cognitiva e na saúde mental associadas à atividade física regular, importantes à medida que os idosos enfrentam desafios como a diminuição da memória e o risco de condições neurodegenerativas (transtorno cognitivo menor e maior) (Cordes *et al.*, 2019; Gallardo-Gómez *et al.*, 2022). Ela também proporciona um ambiente social positivo, estimulando a interação entre os participantes. Isso combate a solidão e o isolamento social, problemas comuns entre os idosos, e promove um senso de comunidade (Hoang *et al.*, 2022).

Dito isso, é fundamental destacarmos que os programas de educação física para idosos devem ser adaptados às necessidades individuais e às condições de saúde específicas de cada pessoa. Profissionais qualificados podem desenvolver programas personalizados, levando em consideração as limitações físicas e as metas de cada participante. Ao proporcionar atividades físicas adaptadas, que abordam as diversas dimensões da saúde, eles contribuem para que os idosos desfrutem de uma vida ativa e gratificante, promovendo o envelhecimento saudável, ativo e com propósito.

PROPÓSITO DE VIDA EM IDOSOS E O EXERCÍCIO FÍSICO

O envelhecimento saudável é a capacidade de manter a independência, o propósito, a vitalidade e a qualidade de vida até a velhice, apesar de condições médicas inesperadas, acidentes e determinantes sociais de saúde negativos (Eckstrom *et al.*, 2020). Nesse processo, o exercício físico desempenha um papel fundamental, pois, ao contribuir para uma jornada de envelhecimento ativo e saudável, gera motivação, estimulando a definição de objetivos e influenciando o comportamento (Ryff e Keyes, 1995), aspectos essenciais para cultivar sentimentos de pertencimento e de que a vida tem sentido.

É fato que as populações mais idosas são geralmente menos ativas fisicamente do que os adultos jovens, conforme indicado por autorrelatos, entrevistas, sensores de movimento corporal e abordagens mais diretas para determinar o gasto calórico diário (Chodzko-Zajko *et al.*, 2009). Portanto, à medida que avançamos em idade, a prática regular de atividades físicas não só mantém o corpo em boa forma como também impacta positivamente diversos aspectos da vida, promovendo bem-estar físico, mental e emocional (Bull *et al.*, 2020).

Em primeiro lugar, o exercício físico é um aliado essencial na manutenção da saúde geral dos idosos. Atividades aeróbicas, como caminhadas, natação ou ciclismo, e exercícios de resistência, como musculação, contribuem para a preservação da saúde cardiovascular, o fortalecimento muscular e a melhora da flexibilidade e do equilíbrio (Guadagni *et al.*, 2020; Hurst *et al.*, 2022). Esses benefícios físicos aumentam a autonomia e independência, facilitando a realização das atividades diárias, e minimizam o risco de doenças crônicas associadas ao envelhecimento, que, consequentemente, afetam o propósito de vida (An *et al.*, 2020).

Além de trazer benefícios à saúde física, o exercício tem impactos significativos na saúde mental e emocional dos idosos. Estudos destacam que há uma correlação positiva entre a prática regular de atividades físicas e a saúde cognitiva (Bliss *et al.*, 2021; Venegas-Sanabria *et al.*, 2022). Também demonstram que a liberação de endorfinas durante o exercício promove uma sensação de bem-estar, auxiliando na gestão do estresse, na regulação do humor e na dedicação a um propósito de vida, independentemente da idade (Zhang e Chen, 2021).

O exercício físico também desempenha um papel social importante na vida dos idosos. Participar de atividades físicas em grupo, como aulas de ginástica, dança ou caminhadas, proporciona oportunidades valiosas para interações sociais, construção de amizades e fortalecimento do senso de comunidade (Ruissen *et al.*, 2020). Por exemplo, idosos que frequentam clubes de dança apresentam maior escore de propósito de vida do que os que não frequentam (Oliveira *et al.*, 2020). Essa dimensão social do exercício contribui para combater o isolamento e promove um envelhecimento mais rico em conexões interpessoais e com mais propósito.

Além disso, a prática regular de exercícios oferece aos idosos a oportunidade de estabelecer metas, manter uma rotina estruturada e vivenciar um senso contínuo de conquista. Esses elementos são fundamentais para a construção e manutenção de um propósito de vida, fornecendo motivação, desafios e um senso de realização (Yemiscigil e Vlaev, 2021).

Em resumo, o exercício físico para idosos transcende os benefícios óbvios, desempenhando papel integral no propósito de vida durante o envelhecimento. Há a possibilidade de que o senso de propósito de vida, entre outras influências benéficas, também esteja ligado à saúde e a comportamentos saudáveis, incluindo atividade física (Yemiscigil e Vlaev, 2021). Ao cultivar uma abordagem holística que engloba saúde física, mental, emocional e social, o exercício contribui para que os idosos alcancem uma vida plena, ativa e significativa, redefinindo as percepções e promovendo um envelhecimento com qualidade.

A atividade física tem sido apontada como atividade promissora enquanto fonte de propósito de vida, entre muitos outros fatores (Zhang e Chen, 2021; Yemiscigil e Vlaev, 2021). A associação positiva entre atividade física e propósito de vida em idosos foi documentada por dois estudos transversais (Ju, 2017; Kim *et al.*, 2017). Mas, de acordo com Holahan *et al.* (2011), não apenas a prática de exercício físico impacta o propósito de vida em idosos, como o contrário também pode ser uma realidade. Um dos fatores que pode afetar a prática regular de exercícios é ter um propósito de vida. Um propósito menor na vida pode explicar, em parte, por que algumas pessoas não adotam comportamentos saudáveis regularmente (Oliveira *et al.*, 2022). Além disso, o propósito é um componente central da autorregulação, pois ter um planejamento pessoal com metas definidas e valorizadas mantém os indivíduos envolvidos, fornecendo razões para a manutenção de determinado comportamento ou hábito (Musich *et al.*, 2022). Com isso, o exercício é realizado porque é prazeroso ou porque ajuda a atingir determinado objetivo de "saúde". Indivíduos com senso de propósito de vida geralmente praticam mais comportamentos de promoção da saúde e de autocuidado Scott e Cohen, 2020).

Contrapondo essas ideias, Zhang e Chen (2021), em um estudo longitudinal realizado com 4.591 idosos, mostraram que, embora níveis mais elevados de propósito de vida tenham sido associados a um envolvimento mais frequente em futuras atividades físicas de intensidade vigorosa, moderada e leve, nenhuma das variáveis de atividade física previu o propósito subsequente na vida. Isso significa que os idosos que relatam ter um propósito mais claro em sua vida tendem a se envolver em uma variedade de atividades físicas em diferentes intensidades e com mais frequência. No entanto, esses resultados também indicam que a prática de atividade física em si não parece prever ou influenciar de maneira significativa o desenvolvimento subsequente de propósito de vida. Em outras palavras, embora haja uma relação entre ter um propósito de vida e se envolver em atividades físicas, o oposto não parece ser verdadeiro nesse estudo específico.

O engajamento em atividades físicas não parece ser um preditor significativo do desenvolvimento futuro de um propósito de vida mais claro, o que reforça a compreensão de que o senso de propósito é um constructo multidimensional. A prática de atividade física é, sim, um fator que pode influenciar o propósito de vida de idosos, mas nem sempre será o primordial.

Dessa forma, é importante destacar aqui que apenas incentivar os idosos a se exercitarem mais pode não ser suficiente para conferir propósito de vida. Pode ser necessário ajudá-los a participar de atividades que apoiem suas necessidades psicológicas básicas (Teas, Friedman e Amireault, 2022). Isso sugere que o bem-estar psicológico dos idosos pode ser influenciado por fatores além do simples aumento da atividade física, e que é necessário abordar suas necessidades psicológicas de maneira mais abrangente para promover um senso mais profundo de propósito em sua vida.

Sabe-se também que idosos que se percebem com boa saúde têm maior propósito (Oliveira *et al.*, 2019a, 2019b). Aqueles que regularmente utilizam mais medicamentos têm menor propósito de vida em comparação com os que utilizam menos (Oliveira *et al.*, 2019b). A prática de exercícios físicos influi direta e indiretamente na melhor percepção de saúde e na necessidade de utilização de medicamentos, impactando também, consequentemente, o propósito de vida das pessoas idosas.

No entanto, a participação em programas de exercício físico pode ser um desafio para os idosos devido a fatores como a mobilidade reduzida, a baixa motivação e a falta de infraestrutura adequada em seus bairros ou cidades. A inatividade física é um dos problemas de saúde mais críticos, e a taxa de praticantes regulares de exercícios é ainda menor nas populações de baixa renda. Intervenções e infraestruturas adequadas, que melhorem o acesso a equipamentos públicos, bem como isenções ou redução de mensalidades em academias privadas para idosos financeiramente comprometidos, têm o potencial de aumentar os níveis de aptidão física e abordar as desigualdades sociais no exercício e na aquisição de hábitos mais saudáveis (Oliveira *et al.*, 2022).

Mas mais importante do que tudo isso é se manter ativo. Estudo de Oliveira *et al.* (2022) encontrou que não há diferença significativa do propósito de vida entre os idosos praticantes de exercícios em academias públicas *versus* privadas, indicando que o local de prática de exercícios não parece interferir nesse atributo psicológico dos idosos.

Até porque, na velhice, a qualidade de vida está relacionada à manutenção da capacidade funcional por hábitos e práticas de saúde, que acarretam uma variedade de benefícios psicológicos. Uma vida fisicamente ativa tem impacto positivo em como o indivíduo idoso percebe a si mesmo e como os outros o veem; além disso, parece promover melhora na saúde e maior capacidade de enfrentamento dos estresses diários, influenciando de maneira significativa a percepção do nível de satisfação e o propósito de vida. Assim, a prática de atividade física pode atuar propiciando maior disposição física e sensação geral de bem-estar (Oliveira, 2021).

O conceito de bem-estar se relaciona com uma busca de excelência, de ajustamento emocional, na medida em que cumpre expectativas sociais e emocionais, considerando aspectos físicos, cognitivos e afetivos, de idade e gênero. Na prática de atividade física, o bem-estar surge por meio do reforço à autoestima e à autoconfiança, bem como de uma maior satisfação com a percepção corporal. Outro ponto a ser considerado é que a prática de atividade física cria oportunidades para o vínculo social, o que se traduz em uma maior rede de apoio e obtenção de suporte. Bem-estar elevado inclui frequentes experiências emocionais positivas, rara experiência emocional negativa (depressão ou ansiedade) e satisfação não só com vários aspectos da vida, mas com a vida como um todo, aumentando o propósito (Vasconcellos *et al.*, 2021).

Por fim, reforço aqui que a atividade física é um comportamento difícil de iniciar e manter (Rhodes e Brujin, 2013). Um importante preditor de comportamentos são as intenções, decisões e motivações para adotar determinado comportamento. Pessoas com maior propósito de vida mostram ter mais intenções de cuidar de sua vida, o que pode incluir o desejo de serem mais fisicamente ativas (Yemiscigil e Vlaev, 2021). Dessa forma, cabe à equipe interdisciplinar e, principalmente, ao profissional de educação física ajudar os idosos a encontrarem um propósito de vida por meio da atividade física.

O PAPEL DO PROFISSIONAL DE EDUCAÇÃO FÍSICA

O profissional de educação física desempenha um papel significativo na orientação e no apoio aos idosos para que encontrem um propósito de vida. Ao adotarem uma abordagem holística e personalizada, esses profissionais podem oferecer uma variedade de estratégias que vão além do simples exercício físico, contribuindo para uma vida mais significativa e gratificante para os idosos.

Veja, na figura 1, como esse processo pode ser conduzido pelo profissional de educação física.

Figura 1 — Ações do profissional de educação física para ajudar pessoas idosas a encontrarem um propósito de vida durante a prescrição do exercício físico.

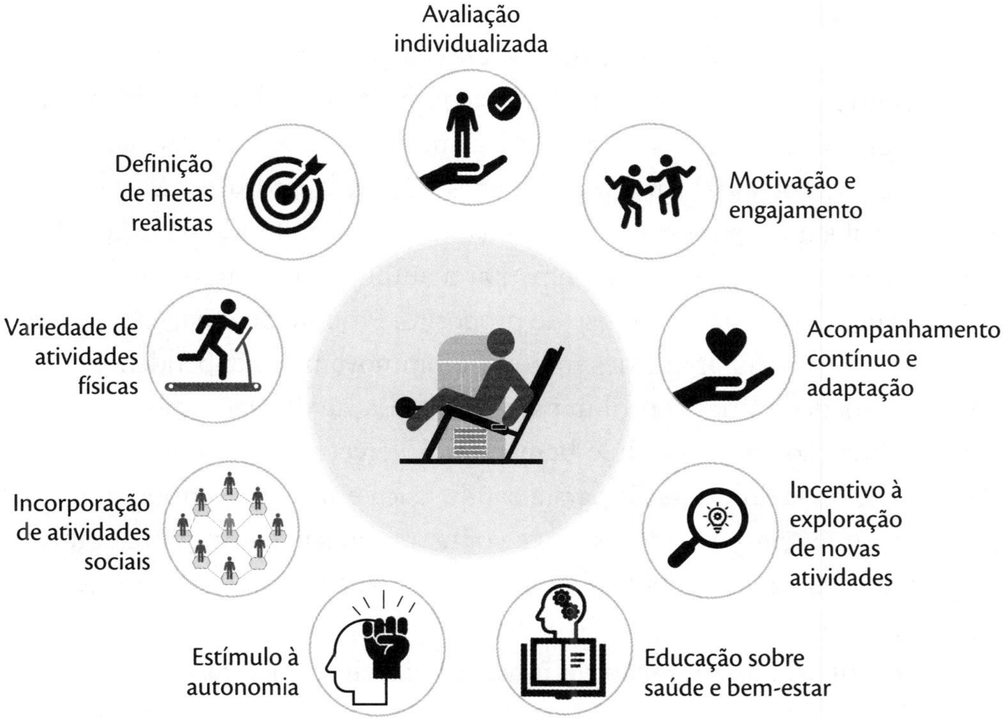

Fonte: o autor.

- **Avaliação individualizada:** O primeiro passo é realizar uma avaliação completa do estado de saúde, das capacidades físicas e funcionais e dos interesses específicos de cada idoso. Compreender suas necessidades e limitações é crucial para desenvolver um programa personalizado adequado e motivador.
- **Definição de metas realistas:** Trabalhar em conjunto para estabelecer metas realistas e alcançáveis é essencial. Essas metas podem ser relacionadas à melhora da saúde física, ao aumento da mobilidade, à participação em atividades sociais ou a objetivos pessoais específicos. Definir metas proporciona um senso de propósito e direção.
- **Variedade de atividades físicas:** Oferecer uma variedade de atividades físicas, incluindo exercícios aeróbicos, treinamento de força,

flexibilidade e equilíbrio. Isso não só contribui para a saúde física como mantém o interesse e a motivação, tornando a prática do exercício mais envolvente.

- **Incorporação de atividades sociais:** Introduzir atividades sociais dentro do contexto do exercício físico é fundamental. Isso pode incluir a organização de aulas em grupo, caminhadas coletivas, atividades recreativas ou a participação em clubes de atividades físicas. A interação social é um componente vital para encontrar significado na vida.
- **Estímulo à autonomia:** Fomentar a autonomia é muito importante para a autoestima e o senso de propósito. Proporcionar exercícios que desenvolvam habilidades motoras e promovam a independência nas atividades diárias contribui para uma sensação de realização.
- **Educação sobre saúde e bem-estar:** Oferecer informações sobre os benefícios do exercício para a saúde física e mental é importante. O entendimento dos idosos sobre como o exercício contribui para uma vida mais saudável pode motivá-los a incorporar atividades físicas em sua rotina diária.
- **Incentivo à exploração de novas atividades:** Encorajar os idosos a explorar novas atividades físicas e *hobbies* pode abrir novas perspectivas e oportunidades. Isso inclui a participação em aulas de dança, tai chi, yoga ou outras atividades que despertem interesse e entusiasmo.
- **Acompanhamento contínuo e adaptação:** Fornecer acompanhamento contínuo e ajustar o programa conforme necessário é essencial. À medida que os idosos avançam em idade, suas necessidades podem mudar, e o profissional de educação física desempenha um papel vital na adaptação do programa para garantir a continuidade do engajamento e dos benefícios.
- **Motivação e engajamento:** Uma linguagem motivacional e positiva pode inspirar os idosos a se envolverem ativamente nas atividades propostas.

Ao adotar essas estratégias, o profissional de educação física contribui para a saúde física dos idosos e desempenha um papel significativo na promoção de um senso de propósito, autonomia e satisfação na vida, proporcionando uma abordagem abrangente e centrada na pessoa para o envelhecimento ativo.

No desfecho deste capítulo, torna-se claro que a abordagem proativa e personalizada dessa ciência é vital na promoção de uma vida mais saudável e significativa para membros os mais experientes da nossa sociedade. Ao enfatizar não apenas os benefícios físicos, mas também os impactos positivos na saúde mental, emocional e social, a educação física emerge como uma ferramenta integral para otimizar a qualidade de vida no envelhecimento. Por meio da prática orientada e inclusiva de atividades físicas, os idosos, muito mais do que "fortalecer o corpo", cultivam conexões interpessoais, combatem o isolamento e descobrem um propósito renovado.

Tudo isso me faz lembrar de um exemplo bem próximo a mim, a minha querida mãe. Aos 61 anos, resolveu atingir mais um propósito de vida; aos 64, subiu pela primeira vez no palco e competiu no fisiculturismo. Ela sempre foi uma pessoa fisicamente ativa e com hábitos saudáveis. Praticante de musculação e outras modalidades de exercício físico desde os 30 anos, é um exemplo de envelhecimento saudável, ativo e bem-sucedido, sempre com um novo propósito a ser atingido, não importando a idade e as condições de saúde do presente.

Não é porque é minha mãe, mas é inspirador ouvir sobre a sua jornada no fisiculturismo sendo uma pessoa idosa. O fato de que tenha decidido subir ao palco pela primeira vez nessa fase da vida demonstra uma incrível determinação e paixão pela busca de desafios. Ao enfrentar o desafio do fisiculturismo em uma idade mais avançada, minha mãe demonstra a sua resiliência e quebra estereótipos relacionados à idade. Isso reforça a ideia de que nunca é tarde para perseguir sonhos, ter propósitos e desafiar-se física e mentalmente.

Ser fisicamente ativa desde os 30 anos é um fator relevante, que destaca a importância do estilo de vida para um envelhecimento mais saudável e ativo. Igualmente, participar de competições de fisiculturismo costuma envolver entrar em uma comunidade específica. A rede de apoio e amizade que ela construiu durante essa jornada foi significativa.

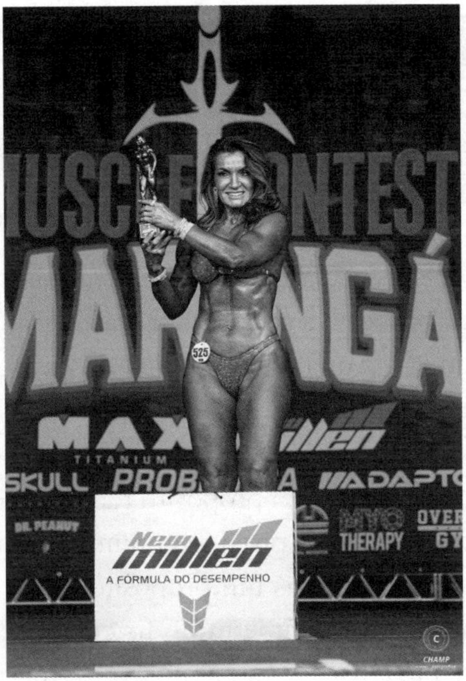

Rogéria Vicentini de Oliveira, atleta de fisiculturismo, aos 64 anos (2023).
Fonte: o autor.

A disciplina exigida no fisiculturismo, a atenção à nutrição e o treinamento mental podem ter impactos positivos na saúde mental, emocional e no bem-estar psicológico. Minha mãe é uma fonte de inspiração para outras pessoas, especialmente para aquelas que talvez sintam que certas realizações são inatingíveis com o passar dos anos. Sua história destaca que a idade não deve ser um obstáculo para a busca de novos desafios e conquistas.

É claro que ela é "fora da curva", se considerarmos a capacidade biopsicossocial da maioria dos idosos. Dessa forma, também apresentarei o caso do sr. D., que descobriu um novo propósito de vida aos 101 anos, ao ingressar na prática de musculação em uma academia, sob a orientação dedicada do meu amigo *personal trainer* Oswaldo Guarnieri Júnior, na cidade de Itu, SP.

O sr. D. sempre foi uma pessoa ativa ao longo da vida, mas, ao atingir a marca notável de 101 anos, começou a sentir os efeitos do envelhecimento em sua saúde física e mental. Com uma sensação de falta de propósito e energia, estava determinado a encontrar uma maneira de melhorar sua qualidade de vida. Foi quando conheceu Oswaldo, *personal trainer* experiente e apaixonado por ajudar pessoas a atingirem seus objetivos de condicionamento físico, independentemente da idade. Juntos, decidiram embarcar em uma jornada única de transformação.

Oswaldo desenvolveu um programa de musculação personalizado para atender às necessidades específicas do sr. D., levando em consideração sua idade avançada e eventuais limitações físicas. O foco principal era melhorar a força, a flexibilidade e a resistência, promovendo ao mesmo tempo sua saúde cardiovascular.

Sua jornada na musculação não foi apenas física, mas também uma experiência emocionalmente enriquecedora. Ele começou a perceber melhoras significativas em sua energia, disposição e vitalidade geral. Além disso, a interação social na academia trouxe um novo círculo de amizades, proporcionando-lhe um senso renovado de comunidade e pertencimento.

A história do sr. D. serve como inspiração para pessoas de todas as idades, destacando que nunca é tarde para buscar um estilo de vida ativo e saudável. Seu exemplo também ressalta a importância de ter um guia dedicado, como Oswaldo, que compreenda as necessidades individuais e crie um plano de exercícios personalizado para maximizar os benefícios.

Ao adotar a musculação como parte integrante de sua rotina diária, o sr. D. encontrou um propósito renovado na vida e desafiou as noções convencionais sobre o envelhecimento. Sua história destaca a importância de buscar atividades físicas adequadas, independentemente da idade, e mostra como isso pode contribuir para uma vida longa e com novos desafios.

Em suma, a busca contínua por novos propósitos de vida é uma prática valiosa. Essa atitude, além de manter a vida emocionante e significativa, pode ter benefícios tangíveis para a saúde física e mental.

REFERÊNCIAS

An, H. Y. et al. "The relationships between physical activity and life satisfaction and happiness among young, middle-aged, and older adults". *International Journal of Environmental Research and Public Health*, v. 17, n. 13, 4817, p. 1-10, 2020. Disponível em: https://www.mdpi.com/1660-4601/17/13/4817. Acesso em: 11 mar. 2024.

Bliss, E. S. et al. "Benefits of exercise training on cerebrovascular and cognitive function in ageing". *Journal of Cerebral Blood Flow and Metabolism*, v. 41, n. 3, p. 447-470, 2021. Disponível em: https://pubmed.ncbi.nlm.nih.gov/32954902/. Acesso em: 26 mar. 2024.

Brasil. Ministério da Saúde. Secretaria de Vigilância em Saúde. Secretaria de Atenção à Saúde. *Política nacional de promoção da saúde*. Brasília: Ministério da Saúde, 2010. Disponível em: https://bvsms.saude.gov.br/bvs/publicacoes/politica_nacional_promocao_saude_3ed.pdf. Acesso em: 1 dez. 2023.

BULL, F. C. et al. "World Health Organization 2020 guidelines on physical activity and sedentary behaviour". *British Journal of Sports Medicine*, v. 54, n. 24, p. 1451-1462, 2020. Disponível em: https://pubmed.ncbi.nlm.nih.gov/33239350/. Acesso em: 26 mar. 2024.

CHODZKO-ZAJKO, C.H. et al. "Exercise and physical activity for older adults". *Medicine & Science in Sports & Exercise*, v. 41, n. 7, p. 1510-1530, 2009. Disponível em: https://www.bewegenismedicijn.nl/files/downloads/acsm_position_stand_exercise_and_physical_activity_for_older_adults.pdf. Acesso em: 26 mar. 2024.

CONFEF. Resolução nº 46, de 18 de fevereiro de 2002. Define as atividades de Educação Física, bem como as prerrogativas dos profissionais de Educação Física. *Diário Oficial da União*, Brasília, 2002. Disponível em: https://www.legisweb.com.br/legislacao/?id=98644. Acesso em: 29 nov. 2023.

CORDES, T. et al. "A multicomponent exercise intervention to improve physical functioning, cognition and psychosocial well-being in elderly nursing home residents: a study protocol of a randomized controlled trial in the PROCARE (prevention and occupational health in long-term care) project". *BMC Geriatrics*, v. 19, n. 1, 2019. Disponível em: https://pubmed.ncbi.nlm.nih.gov/31870314/. Acesso em: 26 mar. 2024.

DALY, L.; BYRNE, G.; KEOGH, B. "Contemporary considerations relating to health promotion and older people". *British Journal of Nursing*, v. 28, n. 21, p. 1414-1419, 2019. Disponível em: https://pubmed.ncbi.nlm.nih.gov/31778329/. Acesso em: 26 mar. 2024.

DAVODI, S. R. et al. "Effect of health promotion interventions in active aging in the elderly: a randomized controlled trial". *International Journal of Community Based Nursing and Midwifery*, v. 11, n. 1, p. 34-43, 2023. Disponível em: https://www.ncbi.nlm.nih.gov/pmc/articles/PMC9839973/. Acesso em: 26 mar. 2024.

DELPINO, F. M. et al. "Physical activity and multimorbidity among community-dwelling older adults: a systematic review with meta-analysis". *American Journal of Health Promotion*, v. 36, n. 8, p. 1371-1385, 2022. Disponível em: https://pubmed.ncbi.nlm.nih.gov/35621359/. Acesso em: 26 mar. 2024.

ECKSTROM, E. et al. "Physical activity and healthy aging". *Clinics in Geriatric Medicine*, v. 36, n. 4, p. 671-683, 2020. Disponível em: https://pubmed.ncbi.nlm.nih.gov/33010902/. Acesso em: 26 mar. 2024.

FRIEDMAN, S. M. "Lifestyle (Medicine) and healthy aging". *Clinics in Geriatric Medicine*, v. 36, n. 4, p. 645-653, 2020. Disponível em: https://pubmed.ncbi.nlm.nih.gov/33010900/. Acesso em: 26 mar. 2024.

GALLARDO-GÓMEZ, D. et al. "Optimal dose and type of exercise to improve cognitive function in older adults: A systematic review and bayesian model-based network meta-analysis of RCTs". *Ageing Research Reviews*, v. 76, 2022. Disponível em: https://pubmed.ncbi.nlm.nih.gov/35182742/. Acesso em: 26 mar. 2024.

GUADAGNI, V. et al. "Aerobic exercise improves cognition and cerebrovascular regulation in older adults". *Neurology*, v. 94, n. 21, 2020. Disponível em: https://pubmed.ncbi.nlm.nih.gov/32404355/. Acesso em: 26 mar. 2024.

HOANG, P. et al. "Interventions associated with reduced loneliness and social isolation in older adults: a systematic review and meta-analysis". *JAMA Network Open*, v. 5, n. 10,

2022. Disponível em: https://pubmed.ncbi.nlm.nih.gov/36251294/. Acesso em: 26 mar. 2024.

Holahan, C. K. et al. "Purposiveness and leisure-time physical activity in women in early midlife". *Women & Health*, v. 51, n. 7, p. 661-675, 2011. Disponível em: https://pubmed.ncbi.nlm.nih.gov/22082246/. Acesso em: 26 mar. 2024.

Hurst, C. et al. "Resistance exercise as a treatment for sarcopenia: prescription and delivery". *Age and Ageing*, v. 51, n. 2, 2022. Disponível em: https://pubmed.ncbi.nlm.nih.gov/35150587/. Acesso em: 26 mar. 2024.

Izquierdo, M. et al. "International exercise recommendations in older adults (ICFSR): expert consensus guidelines". *The Journal of Nutrition, Health & Aging*, v. 25, n. 7, p. 824-853, 2021. Disponível em: https://pubmed.ncbi.nlm.nih.gov/34409961/. Acesso em: 26 mar. 2024.

Ju, H. "The relationship between physical activity, meaning in life, and subjective vitality in community-dwelling older adults". *Archives of Gerontology and Geriatrics,* v. 73, p. 120--124, 2017. Disponível em: https://pubmed.ncbi.nlm.nih.gov/28802214/#:~:text=Two%2Dhundred%20and%20fifty%20community,in%20life%20and%20subjective%20vitality. Acesso em: 26 mar. 2024.

Kashtanova, D. A. et al. "Analyzing successful aging and longevity: risk factors and health promoters in 2020 older adults". *International Journal of Environmental Research and Public Health*, v. 19, n. 13, 2022. Disponível em: https://www.ncbi.nlm.nih.gov/pmc/articles/PMC9266557/. Acesso em: 26 mar. 2024.

Kim, J. et al. "The effects of leisure-time physical activity for optimism, life satisfaction, psychological well-being, and positive affect among older adults with loneliness". *Annals of Leisure Research*, v. 20, n. 4, p. 406-415, 2017. Disponível em: https://www.tandfonline.com/doi/abs/10.1080/11745398.2016.1238308. Acesso em: 26 mar. 2024.

Lin, Y.H. et al. "Physical activity and successful aging among middle-aged and older adults: a systematic review and meta-analysis of cohort studies". *Aging*, v. 12, n. 9, p. 7704-7716, 2020. Disponível em: https://pubmed.ncbi.nlm.nih.gov/32350152/. Acesso em: 26 mar. 2024.

McKendry, J. et al. "Resistance exercise, aging, disuse, and muscle protein metabolism". *Comprohensive Physiology*, v. 11, n. 3, p. 2249-2278, 2021. Disponível em: https://pubmed.ncbi.nlm.nih.gov/34190341/. Acesso em: 26 mar. 2024.

Musich, S. et al. "The association of physical activity with loneliness, social isolation, and selected psychological protective factors among older adults". *Geriatric Nursing*, v. 47, p. 87-94, 2022. Disponível em: https://pubmed.ncbi.nlm.nih.gov/35905635/. Acesso em: 26 mar. 2025.

Neil-Sztramko, S.E. et al. Community-based group physical activity and/or nutrition interventions to promote mobility in older adults: an umbrella review. *BMC Geriatrics*, v. 22, n. 1, 2022. Disponível em: https://pubmed.ncbi.nlm.nih.gov/35768770/#:~:text=There%20was%20no%20evidence%20of,in%20community%2Ddwelling%20older%20adults. Acesso em: 26 mar. 2024.

Oliveira, D. V. *Educação física em gerontologia*. Curitiba: Appris, 2021.

Oliveira, D. V. et al. "Is life satisfaction associated with the purpose in life of elderly hydrogymnastics practitioners?" *Motriz — Revista de Educação Física*, v. 25, n. 3, p. 1-7. 2019a. Disponível em: https://www.scielo.br/j/motriz/a/qpM6KPtJbZRX3HgR6rZxqqw/. Acesso em: 26 mar. 2024.

______. "Purpose in life and physical activities in community-dwelling older adults: a cross--sectional study". *Geriatrics, Gerontology and Aging*, v. 23, n. 4, p. 198-204, 2019b. Disponível em: https://www.ggaging.com/details/566/en-US/purpose-in-life-and-physical-activities-in-community-dwelling-older-adults--a-cross-sectional-study. Acesso em: 26 mar. 2024.

______. "Idosos frequentadores de clubes de dança possuem maior propósito de vida do que os não frequentadores". *Mudanças — Psicologia da Saúde*, v. 21, n. 1, p. 1-8, 2020. Disponível em: http://pepsic.bvsalud.org/scielo.php?script=sci_arttext&pid=S0104-32692020000100001#:~:text=Os%20principais%20achados%20deste%20estudo, prop%C3%B3sito%20de%20vida%20dos%20idosos. Acesso em: 26 mar. 2024.

______. "Factors associated to purpose in life and indicative of depression of older adults exercising in public and private gyms". *Revista Brasileira de Educação Física e Esporte*, v. 36, p. 1-9, 2022.

Rhodes, R. E.; Bruijn, G. J. "How big is the physical activity intention-behaviour gap? A meta--analysis using the action control framework". *British Journal of Health Psychology*, v. 18, n. 2, p. 296-309, 2013. Disponível em: https://pubmed.ncbi.nlm.nih.gov/23480428/. Acesso em: 26 mar. 2024.

Ricci, N. A.; Cunha, A. I. L. "Physical exercise for frailty and cardiovascular diseases". *Advances in Experimental Medicine and Biology*, v. 1216, p. 115-129, 2020. Disponível em: https://pubmed.ncbi.nlm.nih.gov/31894552/. Acesso em: 26 mar. 2024.

Ruissen, G. R. et al. "Effects of group-based exercise on flourishing and stigma consciousness among older adults: findings from a randomised controlled trial". *Applied Psychology. Health and Well Being*, v. 12, n. 2, p. 559-583, 2020. Disponível em: https://pubmed.ncbi.nlm.nih.gov/32149456/#:~:text=No%20time%20by%20group%20interaction,stigma%20consciousness%20among%20older%20adults. Acesso em: 26 mar. 2024.

Ryff, C. D.; Keyes, C. L. M. "The structure of psychological well-being revisited". *Journal of Personality and Social Psychology*, v. 69, n.4, p.719-727, 1995. Disponível em: https://pubmed.ncbi.nlm.nih.gov/7473027/. Acesso em: 26 mar. 2024.

Scott, M. J.; Cohen, A. B. "Surviving and thriving: fundamental social motives provide purpose in life". *Personality & Social Psychology Bull*etin, v. 46, n. 6, p. 944-960, 2020. Disponível em: https://pubmed.ncbi.nlm.nih.gov/31722617/. Acesso em: 26 mar. 2024.

Souza, E. M.; Silva, D. P. P.; Barros. A. S. "Popular education, health promotion and active aging: an integrative literature review". *Ciência & Saúde Coletiva*, v. 26, n. 4, p. 1355--1368, 2021. Disponível em: https://www.scielo.br/j/csc/a/gKNHyg95H4SQgKQ3hxnzNZx/?format=pdf&lang=en. Acesso em: 26 mar. 2024.

Teas, E.; Friedman, E.; Amireault, S. "Purpose in life and personal growth: the unique and joint contribution of physical activity and basic psychological needs". *Applied Psychology. Health and Well Being*, v. 14, n. 3, p. 795-818, 2022. Disponível em: https://

iaap-journals.onlinelibrary.wiley.com/doi/abs/10.1111/aphw.12347. Acesso em: 26 mar. 2024.

THOM, J. M. et al. "Promotion of healthy aging within a community center through behavior change: health and fitness findings from the age-well pilot randomized controlled trial". *Journal of Aging and Physical Activity*, v. 29, n. 1, p. 80-88, 2021. Disponível em: https://pubmed.ncbi.nlm.nih.gov/32781433/. Acesso em: 26 mar. 2024.

THOMAS, E. et al. "Physical activity programs for balance and fall prevention in elderly: a systematic review". *Medicine (Baltimore)*, v. 98, n. 2, 2019. Disponível em: https://pubmed.ncbi.nlm.nih.gov/31277132/. Acesso em: 26 mar. 2024.

VASCONCELLOS, T. H. F. et al. "Treinamento físico e saúde mental em idosos". In: OLIVEIRA, D. V. *Educação física em gerontologia*. Curitiba: Appris, 2021.

VENEGAS-SANABRIA, L. C. et al. "Effect of multicomponent exercise in cognitive impairment: a systematic review and meta-analysis". *BMC Geriatrics*, v. 22, n. 1, 2022. Disponível em: https://pubmed.ncbi.nlm.nih.gov/35879665/. Acesso em: 26 mar. 2024.

YEMISCIGIL, A.; VLAEV, I. "The bidirectional relationship between sense of purpose in life and physical activity: a longitudinal study". *Journal of Behavioral and Medicine*, v. 44, n. 5, p. 715-725, 2021. Disponível em: https://pubmed.ncbi.nlm.nih.gov/33891209/. Acesso em: 26 mar. 2024.

ZHANG, Z.; CHEN, W. "Longitudinal associations between physical activity and purpose in life among older adults: a cross-lagged panel analysis". *Journal of Aging and Health*, v. 33, n. 10, p. 941-952, 2021. Disponível em: https://pubmed.ncbi.nlm.nih.gov/34002652/. Acesso em: 26 mar. 2024.

4. ATUAÇÃO DA TERAPIA OCUPACIONAL

Andressa Chodur
Tiago Ribeiro da Silva

O cotidiano é um espaço-tempo no qual o sujeito, individual ou coletivo, de modo imediato e nem sempre consciente, acessa oportunidades e recursos, enfrenta adversidades e limites, toma decisões, adota mecanismos de resistência e inventa novos modos de ser, estar, viver e fazer.
Sandra Maria Galheigo, *Cadernos Brasileiros de Terapia Ocupacional*

O crescimento da população mundial com mais de 65 anos e sua estimativa para os próximos 30 anos (Suzman *et al.*, 2015; Paradella, 2018; OMS, 2013) vem provocando o desenvolvimento de estudos que buscam entender e relacionar os diferentes fatores associados ao processo de envelhecimento (preventivos, de risco e de promoção à saúde), bem como levantar evidências que possam orientar boas práticas e políticas públicas para favorecer um envelhecer bem-sucedido.

O processo de envelhecimento é complexo e sofre influência de diferentes fatores psicológicos, socioeconômicos, ambientais, culturais e fisiológicos. No entanto, apesar das mudanças estruturais e dos impactos na saúde física vividos na velhice, a influência dos aspectos pessoais e subjetivos vem se destacando como uma dimensão relevante para a qualidade de vida dessa população (Kikuchi, Aguiar e Dedicação, 2019).

Promover o bem-estar na velhice é importante, pois este é um aspecto da saúde menos suscetível a influências biológicas na idade avançada e que pode contribuir de maneira preventiva para o envelhecimento saudável (Iwano, Kambara e Aoki, 2022; Cho, 2015). O bem-estar envolve aspectos positivos da saúde mental, para além da presença ou ausência de doenças ou da magnitude dos sintomas (Iwano, Kambara e Aoki, 2022). É um estado no qual um indivíduo pode perceber as suas próprias capacidades, lidar com os estressores normais da vida, trabalhar de maneira produtiva e dar uma contribuição à comunidade (OMS, 2013).

Um fator que exerce grande influência no bem-estar é o propósito de vida (PV), que está relacionado a uma visão mais positiva do indivíduo sobre a própria vida, à sua percepção de crescimento pessoal, felicidade, satisfação, autoestima e motivação para viver (Ribeiro *et al.*, 2022). Diversos estudos vêm apontando o PV como um marcador significativo para saúde física e mental, participação social e autonomia, e com potencial para orientar intervenções gerontológicas inovadoras (Musich *et al.*, 2018; Bray e Gunnell, 2006; Sutin *et al.*, 2023a; Sutin *et al.*, 2023b; Abellaneda-Pérez, 2023; Santos, 2019; Ribeiro *et al.*, 2022).

A terapia ocupacional é uma das intervenções interdisciplinares na gerontologia que vem demonstrando contribuições importantes para o bem-estar e o propósito de vida dos idosos (Law, Steinwender e Leclair, 1998; Ibrahim e Dahlan, 2015; Santos, 2019; Stanley e Cheek, 2003; Baum e Christiansen, 1997; Perez e Almeida, 2010). Está orientada para auxiliá-los sobre o que podem e como podem fazer, o que precisam e o que querem fazer, buscando manter seu senso de autossatisfação e propósito (Bonder, 1997). Dessa maneira, a terapia ocupacional entende o ser humano como um ser ocupacional, e o nível de qualidade com que esses sujeitos vivenciam e experienciam suas ocupações — independentemente da fase de vida em que se encontram — afetará seu bem-estar (Moruno Miralles, Talavera Valverde e Cantero Garlito, 2009).

Nesse sentido, sua atuação está direcionada a entender que ocupações com significado contribuem para um senso positivo de autoeficácia, permitindo o engajamento em atividades e o desenvolvimento de estratégias de enfrentamento para se adaptar às diferentes dificuldades funcionais, necessidades e barreiras encontradas ao longo da vida, a fim de manter a funcionalidade e a qualidade de vida (Baum e Christiansen, 1997).

A proposta de tratamento da terapia ocupacional é centrada no cliente, a fim de promover a saúde e o bem-estar por meio da ocupação.

O principal objetivo da intervenção terapêutica ocupacional é facilitar a participação das pessoas em suas ocupações, maximizando as possibilidades ocupacionais de indivíduos e grupos, a partir do reconhecimento do enorme potencial da ocupação criativa, significativa e transformadora. A intervenção reabilitadora se dá através do uso terapêutico de atividades de autocuidado, trabalho e lazer. Para que os pacientes consigam atingir o que querem ou precisam, ou o que se espera que façam, são feitas modificações na ocupação, nas tarefas ou nos ambientes a fim de facilitar e dar suporte ao seu engajamento ocupacional, alcançando a máxima independência (Aota, 2015; Pontes e Polatajko, 2016; Magalhães, 2013).

Desse modo, a terapia ocupacional entende a ocupação como meio terapêutico para alcançar maior qualidade de vida, identificando dois tipos de relação diferentes entre ocupação e saúde:

1 A ocupação como propósito, como forma de dar sentido e significado à existência, impactando o bem-estar dos seres humanos;

2 A prática de uma ocupação específica, envolvendo determinadas capacidades, habilidades ou aptidões, como meio para a manutenção, melhoria e recuperação das estruturas corporais e psicológicas.

A terapia ocupacional entende que os indivíduos satisfazem suas necessidades vitais e os requisitos sociais de sua comunidade por meio das ocupações, que favorecem sua participação social e cultural na sociedade e na comunidade a que pertencem, tornando-se assim elementos fundamentais para o bem-estar psicológico e social do indivíduo. Conforme Pineda (2010), a ocupação desempenha papel central na vida das pessoas e é uma necessidade vital. Por isso, o terapeuta ocupacional considera que o ser humano é uma combinação de características físicas, emocionais, cognitivas, sociais e culturais, e entende que essas várias dimensões podem interferir no desempenho satisfatório das ocupações.

Ao planejar o tratamento, todas essas variáveis serão analisadas, pois influenciam diretamente a realização de ocupações. Afinal, nossa natureza ocupacional é o que nos torna humanos. Para utilizar a ocupação como ferramenta terapêutica, os terapeutas ocupacionais analisam as atividades e tarefas que compõem cada ocupação, sempre buscando atender às necessidades ocupacionais individuais do paciente — aquilo que é significativo para cada idoso, o que o motiva, o que o inspira, o que lhe dá propósito. Assim, uma das ferramentas dos terapeutas ocupacionais para a avaliação e o direcionamento das intervenções terapêuticas é o Modelo Canadense de Desempenho Ocupacional (COPM, na sigla em inglês), lançado em 1997, que descreve a perspectiva da terapia ocupacional sobre a relação dinâmica entre as pessoas, seu ambiente e sua ocupação. Esses três componentes (indivíduo, ambiente e ocupação/atividade) são utilizados para avaliar e promover o desempenho ocupacional.

Para reabilitar por meio da prática centrada na pessoa, favorecendo a realização e o desempenho de ocupações que dão sentido e propósito à vida, o COPM mede a autopercepção do cliente sobre seu desempenho e sua satisfação ocupacional. O conceito central desse modelo de tratamento é possibilitar a ocupação nas áreas de autocuidado, lazer e produtividade. Isso implica um processo de cooperação com o paciente e sua família. O papel secundário é facilitar a mudança nos componentes de atuação e no ambiente, o que significa que o terapeuta colabora com a pessoa, mas não faz por ela. O COPM concebe as pessoas como seres ativos, com potencial para atuar como parceiros dentro do programa de reabilitação centrado na pessoa.

Nesse sentido, entende-se que a expressão "enabling occupation" (possibilitando a ocupação), mais do que fornecer diretrizes, convida os idosos atendidos pela terapia ocupacional ao protagonismo em seu processo de recuperação. Pode-se dizer, portanto, que a terapia ocupacional une a ciência com a experiência de vida. Isso é fundamental para se trabalhar em gerontologia, com pacientes que atingiram a fase da velhice e mantêm sua essência — continuam trilhando seu caminho a partir de suas experiências, de sua cultura, e se ocupando com o que lhes dá significado e propósito de vida (Magalhães, 2013). A forma de atuação da terapia ocupacional se dá em diversos contextos, conforme a necessidade de atendimento de cada idoso.

INTERVENÇÕES EM INSTITUIÇÕES DE LONGA PERMANÊNCIA PARA IDOSOS (ILPIs)

Para ilustrar as teorias, traremos alguns recortes de atendimentos em diferentes formatos e lugares, mas sempre priorizando os propósitos de cada paciente. Em uma ILPI, J., 65 anos, foi encaminhado para a terapia ocupacional após um longo período de internação hospitalar para tratamento de covid-19. O paciente apresentava deformidades adquiridas, especialmente em membro superior direito (MSD), por provável iatrogenia, que impactavam em sua funcionalidade e independência. A terapeuta ocupacional avaliou e identificou potencialidades, barreiras e limitações, assim como qualificou, a partir do posicionamento do paciente, quais ocupações eram significativas e inerentes a quem ele é, corroborando com os fundamentos da terapia ocupacional em gerontologia (Alegre Ayala, 2010).

De acordo com J., seu médico ortopedista recomendou uma cirurgia de liberação tendinosa e fixação do punho para correção angular, cujo objetivo principal seria a manutenção da harmonia corporal, ou seja, estética. O paciente, que também é médico de formação, recusou-se a perder funcionalidade. Por meio do tratamento proposto pela terapia ocupacional, com uma combinação de técnicas reabilitadoras — entre as quais o treino de atividades da vida diária, a reabilitação cinético-ocupacional, a ergonomia funcional, a estimulação cognitiva, a tecnologia assistiva para posicionamento manual e a adaptação ambiental, incluindo utensílios como *tablet*, celular, talheres, apoio para livros e jogos de cartas —, o paciente pôde recuperar sua independência funcional, apesar das barreiras e limitações corporais.

Em muitos casos, a adaptação e a modificação do ambiente são estratégias fundamentais na intervenção, e estas envolvem não apenas o ambiente físico, mas também o social e o atitudinal de cada paciente. Hoje, J. executa de maneira independente os fazeres que mantêm acesos seus propósitos de vida, como o acesso à leitura, a inclusão digital, a utilização de aplicativos para se comunicar, informar-se, pedir comida e transporte e fazer compras, entre outros, e a manutenção da independência em atividades básicas da

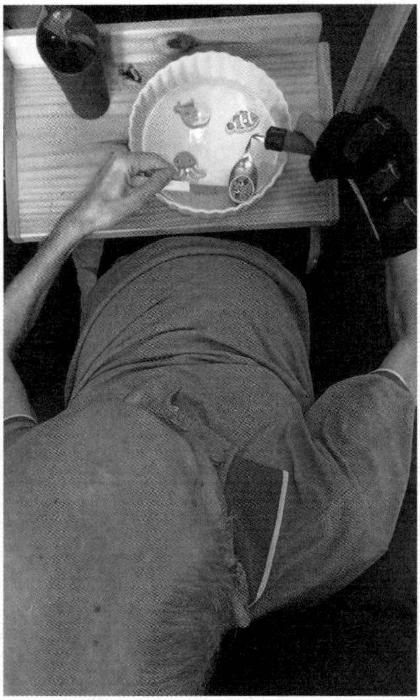

O sr. J. se alimentando de forma independente com ajuda da tecnologia assistiva.
Fonte: os autores.

vida diária, como alimentação e higiene bucal. Segundo ele, "graças à terapia ocupacional, eu posso usar minhas duas mãos, tenho funcionalidade e faço tudo o que eu quero, apesar de não conseguir ficar em pé".

O exemplo mencionado ilustra como a terapia ocupacional se configura como método de capacitação do indivíduo por meio da apresentação de alternativas e do reforço da habilidade de tomada de decisões, fomentando a autonomia e respaldando os conceitos delineados por Pineda (2010). Essa abordagem também reflete os princípios e as convicções apresentados por Alegre Ayala (2010), subjacentes ao modelo de prática em terapia ocupacional, que fundamentam a promoção de vidas autônomas. São eles:

- **Sobre a ocupação:** Dá significado à vida, valor este que consideramos análogo à definição de propósito de vida. É um determinante da saúde e do bem-estar, organiza o comportamento, muda ao longo da vida, é moldada pelo meio ambiente e tem valor terapêutico.
- **Sobre a pessoa:** Os seres humanos são seres sociais, espirituais e ocupacionais. Cada pessoa é única e possui dignidade intrínseca. Trata-se de poder tomar suas próprias decisões na vida, perceber-se com capacidade de autodeterminação e habilidade para participar em ocupações.
- **Sobre o meio ambiente:** Inclui os contextos cultural, social, institucional e físico. A atuação, organização, escolha e satisfação nas ocupações são determinadas/desenvolvidas pela relação com o meio e

contexto de vida das pessoas. Um comportamento ocupacional é influenciado pelo comportamento ambiental.

- **Sobre a saúde:** É mais do que a ausência de doença. É fortemente influenciada pela capacidade de controlar as ocupações diárias. Tem uma dimensão pessoal associada ao significado espiritual e à satisfação nas ocupações, e dimensões sociais associadas à igualdade de oportunidades nas ocupações.
- **Sobre a prática centrada no cliente:** As pessoas possuem conhecimento sobre suas ocupações e são parceiras ativas no processo terapêutico. A prática centrada no cliente busca apoiar e facilitar a ocupação.

Dessa forma, compreende-se que os fundamentos da terapia ocupacional gerontológica estão em conformidade com o conjunto de princípios para pessoas idosas, proposto pelo Conselho Geral das Nações Unidas (Nações Unidas, 2000).

INTERVENÇÕES EM CONSULTÓRIO

Uma das modalidades mais tradicionais de atendimento terapêutico ocupacional é o atendimento a idosos em consultório, que se caracteriza por uma abordagem especializada em um ambiente controlado. Por meio de estratégias terapêuticas personalizadas, os terapeutas ocupacionais que atendem em consultório buscam atender às necessidades específicas dos idosos, considerando suas condições de saúde, habilidades e limitações cognitivas e físicas, bem como sua história de vida.

M. tem 68 anos, é enfermeira aposentada, ama a natureza e tem diagnóstico de Alzheimer. Sua terapeuta ocupacional atua com estimulação cognitiva e multissensorial e, em seu consultório, tem um jardim sensorial, que funciona como uma extensão das abordagens terapêuticas. Durante a sessão, a paciente se conecta com seus propósitos nesse ambiente projetado para despertar e aguçar seus sentidos, utilizando-se de elementos como texturas variadas, plantas aromáticas, sons da natureza, cores vibrantes e objetos táteis.

Essa ambientação busca criar uma experiência sensorial positiva, estimulando a reminiscência, reduzindo a agitação e promovendo o engajamento emocional. No contexto da doença de Alzheimer, a estimulação multissensorial e o jardim sensorial têm mostrado benefícios significativos. M., ao sair dos atendimentos, diz: "Quando eu venho aqui, minha memória melhora e eu saio muito feliz. É uma terapia e um passeio".

A sra. M. no jardim sensorial do consultório da terapeuta ocupacional.

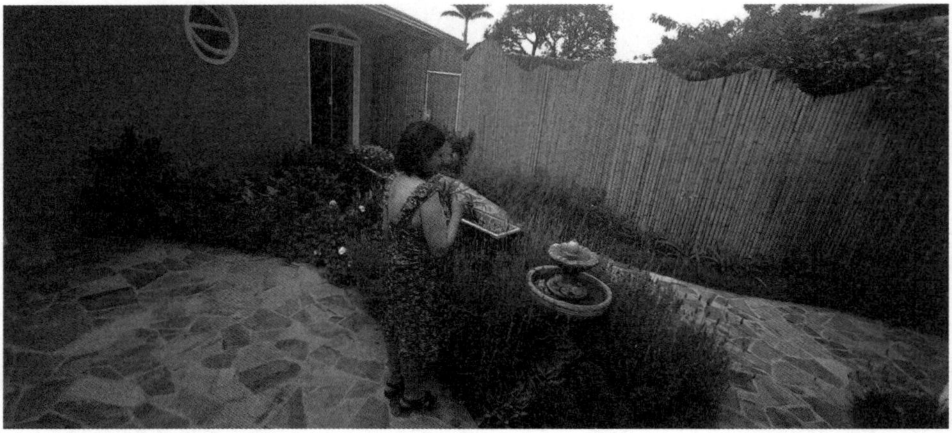

Fonte: os autores.

INTERVENÇÕES EM TELEATENDIMENTO

Uma nova dimensão no campo do atendimento terapêutico ocupacional surgiu na era pós-covid-19: a telerreabilitação. A parcela idosa da população brasileira demonstra uma crescente atividade e familiaridade com recursos tecnológicos. É notável o aumento do número de idosos que possuem celular, atingindo 69%. Esse dispositivo é predominantemente utilizado para realizar e receber chamadas, representando uma possível escolha para a implementação de teleatendimentos. Essas inovações tecnológicas já conquistaram e continuarão a conquistar cada vez mais espaço como ferramentas essenciais para os terapeutas, tornando-se elementos fundamentais nos programas de tratamento (Chodur *et al.*, 2021).

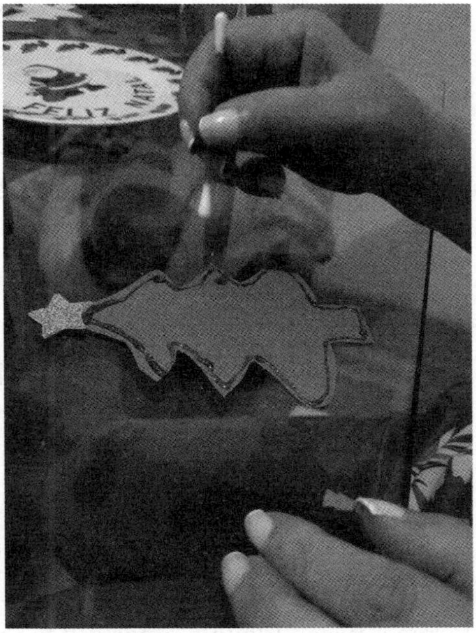

A sra. E. na telerreabilitação realizando atividades expressivas com temática natalina.
Fonte: os autores.

E. tem parkinsonismo atípico e suas filhas procuraram a terapia ocupacional na modalidade de teleatendimento para ajudá-la, já que elas moram numa cidade onde não há esse serviço presencial. Além dos exercícios cognitivos e de mobilidade indicados para seu diagnóstico, E. se mantém ativa realizando, com adaptações, seus propósitos de vida, que são estar com a família e cuidar dela. Em datas especiais, E. consegue realizar atividades manuais e decorar a casa, atividades que sempre gostou de fazer e achava que nunca mais faria.

Segundo suas filhas:

> A terapia ocupacional nos fez enxergar que existem muitas possibilidades para melhorar a qualidade de vida da mãe [a paciente] e muitas vezes nos dá suporte emocional para seguir em frente. E poder fazer isso de forma online facilita e nos permite participar junto com ela, o que faz total diferença nos exercícios. A terapia ocupacional nos fez perceber a importância de estimular não somente a parte física, mas também a parte cognitiva. Além disso, nos proporcionou momentos de nostalgia e criatividade com atividades como a de criar um cartão de Natal e um enfeite de mesa.

INTERVENÇÕES EM GRUPO

As intervenções grupais da terapia ocupacional com a população idosa podem possibilitar diversos benefícios, como a formação de novas relações sociais, a troca de experiências, o exercício da cidadania e a participação social. Nesse contexto grupal, os idosos são estimulados a desenvolver seus recursos internos, adotar estratégias adaptativas e de enfrentamento focadas em suas capacidades funcionais, melhorar sua autoimagem e se conscientizar acerca dos seus processos de envelhecimento (Lima e Pasetchny, 1998; Aranha, 2003).

Um aspecto importante presente na dinâmica das relações estabelecidas em um processo grupal é o impacto que as trocas de experiências, narrativas e vivências dos participantes podem gerar em cada um deles. Nesse sentido, a experiência dos próprios participantes sobre seu processo de envelhecimento e enfrentamentos é valorizada, pois contribui para seu empoderamento, autonomia e senso de propósito de vida.

Os grupos de terapia ocupacional têm um eixo estruturador, norteado pela realização de atividades. No entanto, os focos e objetivos variam conforme a necessidade e o perfil dos idosos que compõem o grupo e a intervenção que o terapeuta ocupacional deseja promover.

As atividades realizadas em grupo podem fomentar a retomada e o exercício de novos papéis, possibilitando que os idosos se mantenham ativos e se reorganizem internamente. Dessa forma, contribuem para a promoção de uma vida saudável, independente, ativa e integrada ao seu meio social (Lima e Pasetchny, 1998). Alguns exemplos dessas variações de intervenção em grupo seriam: grupos de revisão e projetos de vida, de atividades da vida diária, de lazer e de autocuidado, entre outros.

Os grupos com idosos são estruturados a partir da construção de projetos que ocorrem no e pelo cotidiano. Segundo Galheigo (2020), o cotidiano se estabelece no pensar e no agir, ocorre nas histórias de vida, nas experiências, no real e no imaginário, nos afetos e nos gestos, nos sonhos, nos fazeres. Um exemplo desse tipo de grupo são aqueles orientados para revisão e projetos de vida, que buscam resgatar a história de vida dos participantes, desempenhando funções psicológicas, sociais e culturais para os idosos, das quais destacam-se: transmissão da herança cultural; melhora da autoestima; cumprimento de papéis sociais, integração e reconhecimento social; alívio de sentimentos negativos; estabelecimento de uma perspectiva de futuro e de um ponto de vista sobre finitude; possibilidade de melhoria no autoconhecimento e na autoavaliação (Leão, 2004).

Como propósito da terapia ocupacional, esses grupos são permeados pelo fazer, no qual o terapeuta ocupacional convida os participantes a compartilharem suas histórias e narrativas, utilizando-se de artefatos, como fotos, objetos pessoais, músicas, escrita e atividades expressivas, realizadas com diferentes tipos de materiais e técnicas conforme a preferência e escolha dos participantes e do terapeuta. Nesse sentido, todo o processo de escolha do material, dos temas dos encontros e do tipo de atividades a serem realizadas pode ser conduzido de maneira colaborativa, estimulando a autonomia dos idosos participantes do grupo.

INTERVENÇÃO NO CONTEXTO SOCIAL E NA ATENÇÃO PRIMÁRIA

Estudos apontam que os idosos estão entre os usuários com maiores necessidades na atenção básica (Silva e Oliver, 2020). Nesse contexto, o terapeuta ocupacional tem papel importante, compondo as equipes interdisciplinares no atendimento a essa população e sendo responsável pelas ações terapêuticas ocupacionais desenvolvidas nas Unidades Básicas de Saúde (UBS), dentro da atenção primária, incluindo a Estratégia Saúde da Família (ESF), nos Núcleos de Apoio à Saúde da Família (Nasf), nos Centros de Atenção Psicossocial (CAPs), nos Centros de Convivência e em organizações não governamentais (ONGs). As práticas terapêuticas ocupacionais podem envolver intervenções em grupos, oficinas terapêuticas e atendimentos nas residências dos usuários, auxiliando, se necessário, na acessibilidade dos ambientes e espaços de participação social, como também fornecendo suporte e apoio para as equipes de saúde da família, em matriciamentos e atendimentos conjuntos em equipe (Rocha, Paiva e Oliveira, 2012).

A atuação do terapeuta ocupacional visa favorecer a participação social e a melhoria da qualidade de vida dos idosos, podendo realizar ações de prevenção e promoção da saúde. Utiliza uma abordagem centrada na comunidade para desenvolver ações junto à população idosa e facilitar iniciativas que promovam mais saúde, bem-estar, participação, apoio e engajamento dos idosos em seus territórios da vida cotidiana (WFOT, 2019).

Na perspectiva da intervenção comunitária, o olhar sobre o território onde esse idoso vive e seu contexto de vida é um elemento fundamental. Pensar no território do idoso nos amplia o olhar sobre sua inserção e vivência em seu contexto de vida, na sua família, na cultura; e sobre os valores de sua comunidade, o lugar que o idoso ocupa nessas relações e espaços sociais, contribuindo para a construção de interesses e desejos despertados na dinâmica dos lugares e na formação de território-rede. O território é permeado pelos inúmeros lugares, espaços e relações sociais onde esse idoso vive; os processos de participação, inclusão e exclusão estarão presentes e também podem ser mobilizados pela intervenção do terapeuta ocupacional e dos demais profissionais (Bianchi e Malfitano, 2020).

Nesse sentido, o terapeuta ocupacional pode atuar como facilitador no fortalecimento de redes de apoio/cuidado e facilitar oportunidades de participação dos idosos em seu território, buscando promover ações e projetos que envolvam e sejam significativos para a comunidade (por exemplo, horta comunitária, grupo de idosos nas UBS ou em outros espaços comunitários, grupos de contos e histórias, caminhada e saúde do idoso, oficinas de artes). Desse modo, os idosos são engajados pelo seu protagonismo, para que possam participar e contribuir nessas atividades, além de se fortalecer para a vivência de um processo de envelhecimento mais ativo e saudável.

ATENDIMENTO DOMICILIAR

No contexto do atendimento domiciliar, para que o terapeuta ocupacional atue de maneira orientada ao propósito de vida desses idosos, ele deve conhecer sua história ocupacional, repertórios, interesses e papéis ocupacionais já desempenhados, bem como suas necessidades, limitações, comprometimentos funcionais e barreiras ambientais que podem estar interferindo no desempenho de suas atividades atuais (autocuidado, atividades produtivas e de lazer).

Além de intervir no processo funcional do idoso no atendimento domiciliar, a terapia ocupacional tem a possibilidade de alcançar o contexto de desempenho da sua rotina de vida diária, buscando adaptar e melhorar a acessibilidade dos diferentes espaços da sua casa e promover estratégias e orientações junto aos familiares e cuidadores para tornar essa rotina mais ativa.

Geralmente, a busca pelo atendimento domiciliar surge da necessidade dos familiares e dos próprios idosos, que, em decorrência de lesões físicas, neurológicas ou quadros diagnósticos psiquiátricos e degenerativos, passam a apresentar prejuízo e comprometimento funcional no desempenho de suas atividades diárias. Na intervenção com idosos que apresentam quadros demenciais e degenerativos, os objetivos do terapeuta ocupacional estarão orientados a realizar atividades para estimular, facilitar e promover estratégias adaptativas para a manutenção de atividades importantes para sua rotina (autocuidado) e o desempenho de papéis significativos (avó/avô, mãe/pai, esposa(o), amigo(a), dentre outros, conforme a história do idoso, visando retardar seu processo degenerativo e funcional.

Nos atendimentos, podem ser realizadas atividades de estimulação cognitiva, de manutenção e preservação do seu repertório e resgate de sua história ocupacional, atividades funcionais com treino de atividades da vida diária (AVDs) e autocuidado, estratégias de orientação temporal e espacial no ambiente domiciliar, orientações e apoio junto aos familiares e cuidador para que auxiliem na manutenção de uma rotina estimulante ao longo dos dias, além dos momentos da terapia.

As fotos a seguir mostram alguns recortes de processos da intervenção da terapia ocupacional no atendimento domiciliar.

A sra. Z., de 86 anos, com diagnóstico de Alzheimer, realiza atividade de estimulação cognitiva e de história de vida, por meio de quadro de fotos para reconhecimento e nomeação de seus familiares, amigos(as) e diversos momentos importantes e significativos de sua história ocupacional.

A sra. I., de 67 anos, com diagnóstico de demência frontotemporal (DFT), realiza atividade acompanhada do terapeuta ocupacional para a manutenção do canteiro de sua horta e a realização de colheita. Resgatando

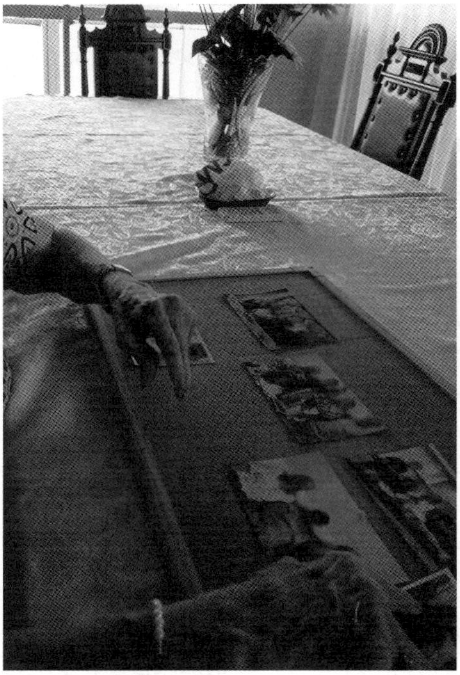

A sra. Z. sentada na sala de sua casa.
Fonte: os autores.

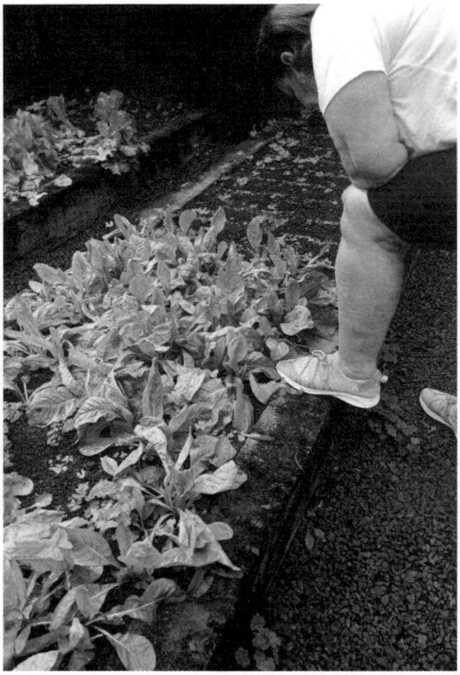

A sra. I. na horta, no quintal de sua casa.
Fonte: os autores.

atividades que costumavam ser significativas em sua rotina, foi proposto aos familiares e à cuidadora que, com acompanhamento, a paciente volte a ser responsável pela colheita das verduras da semana.

CONSIDERAÇÕES FINAIS

Sendo a terapia ocupacional a profissão especializada em reabilitar cotidianos, fazeres e papéis ocupacionais, que são inerentes e indissociáveis da história da vida de todo ser humano, é a partir do olhar e do tratamento especializado do terapeuta ocupacional que a pessoa com perda ou comprometimento funcional volta a se reconhecer e ser reconhecida a partir de suas ocupações, daquilo que faz, daquilo que produz em cada fase de vida.

Na velhice, nos diferentes contextos de intervenção, identifica-se a terapia ocupacional como profissão fundamental na composição da equipe interdisciplinar, contribuindo para a melhoria da qualidade de vida, favorecendo e ou facilitando o desempenho ocupacional da população idosa, a fim de manter seu bem-estar, funcionalidade e propósito de vida ao longo do processo de envelhecimento.

REFERÊNCIAS

ABELLANEDA-PÉREZ, K. et al. "Purpose in life promotes resilience to age-related brain burden in middle-aged adults". *Alzheimer's Research & Therapy*, v. 15, n. 1, p. 1-11, 2023. Disponível em: https://link.springer.com/article/10.1186/s13195-023-01198-6. Acesso em: 24 abr. 2024.

AOTA — AMERICAN OCCUPATIONAL THERAPY ASSOCIATION. "Estrutura da prática da terapia ocupacional: domínio & processo. 3. ed. Tradução". *Revista de Terapia Ocupacional da Universidade de São Paulo*, v. 26, ed. esp., p. 1-49, 2015. Disponível em: https://www.revistas.usp.br/rto/issue/view/7332/287. Acesso em: 24 abr. 2024.

ARANHA, V. C. "O trabalho com grupos". In: JACOB, W. F. *Prática a caminho da senecultura*. São Paulo: Atheneu, 2003, p. 23-30.

ALEGRE AYALA, J. "Fundamentos teóricos de la terapia ocupacional. La ocupación en la vejez". In: CORREGIDOR SÁNCHEZ, A. I. (org.). *Terapia ocupacional en geriatría y gerontología*. Madri: Sociedad Española de Geriatría y Gerontología, 2010. Disponível em: https://www.segg.es/media/descargas/Libro_Terapia_ocupacional_geriatria_SEGG_2010.pdf. Acesso em: 24 abr. 2024.

BAUM, C.; CHRISTIANSEN, C. "The occupational therapy. Context. Philosophy–principles–practice". In: *Occupational Therapy. Enabling function and well-being*. Thorofare, NJ: Slack, 1997, p. 33-35.

BIANCHI, P. C.; MALFITANO, A. P. S. "Território e comunidade na terapia ocupacional brasileira: uma revisão conceitual". *Cadernos Brasileiros de Terapia Ocupacional*, v. 28, p. 621-639, 2020. Disponível em: https://www.scielo.br/j/cadbto/a/4QMhKR6Kmj93MyxQbfst3QP/?format=pdf&lang=pt. Acesso em: 24 abr. 2024.

BONDER, B. R. "Coping with psychological and emotional challenges". In: CHRISTIANSEN, C.; BAUM, C. (orgs.). *Occupational Therapy. Enabling function and well-being*. Thorofare, NJ: Slack, 1997.

BRAY, I.; GUNNELL, D. "Suicide rates, life satisfaction and happiness as markers for population mental health". *Social Psychiatry and Psychiatric Epidemiology*, v. 41, n. 5, p. 333-337, 2006. Disponível em: https://link.springer.com/article/10.1007/s00127-006-0049-z. Acesso em: 24 abr. 2024.

CHO, J. et al. "Successful aging and subjective well-being among oldest-old adults". *The Gerontologist*, v. 55, n. 1, p. 132-143, 2015. Disponível em: https://doi.org/10.1093/geront/gnu074. Acesso em: 24 abr. 2024.

Chodur, A. et al. "A telerreabilitação cognitiva com idosos: desafios e superações". In: Abuhamad, M. *A telerreabilitação cognitiva no Brasil — Cenário atual e perspectivas de atuação*. Campinas: Memnon, 2021.

Galheigo, S. M. "Terapia ocupacional, cotidiano e a tessitura da vida: aportes teórico-conceituais para a construção de perspectivas críticas e emancipatórias". *Cadernos Brasileiros de Terapia Ocupacional*, v. 28, n. 1, p. 5-25, 2020. Disponível em: https://www.scielo.br/j/cadbto/a/ZkxfWsTJJjbHCBVhdmFdMqB/?lang=pt. Acesso em: 24 abr. 2024.

Ibrahim, S. A. S.; Dahlan, A. "Engagement in occupational activities and purpose in life amongst older people in the community and institutions". *Procedia — Social and Behavioral Sciences*, v. 202, p. 263-272, 2015.

Iwano, S.; Kambara, K.; Aoki, S. "Psychological interventions for well-being in healthy older adults: systematic review and meta-analysis". *Journal of Happiness Studies*, v. 23, n. 5, p. 2389-2403, 2022. Disponível em: https://link.springer.com/article/10.1007/s10902-022-00497-3. Acesso em: 24 abr. 2024.

Kikuchi, L. S. K.; Aguiar, A. C. P. de O.; Dedicação, A. C. "A relação entre os mecanismos que influenciam o propósito de vida e seus impactos na longevidade em idosos com mais de 80 anos". *Revista Kairós-Gerontologia*, v. 22, n. 2, p. 521-534, 2019. Disponível em: https://revistas.pucsp.br/kairos/article/view/47084. Acesso em: 24 abr. 2024.

Law, M.; Steinwender, S.; Leclair, L. "Occupation, health and well-being". *Canadian Journal of Occupational Therapy*, v. 65, n. 2, p. 81-91, 1998. Disponível em: https://journals.sagepub.com/doi/abs/10.1177/000841749806500204. Acesso em: 24 abr. 2024.

Leão, M. A. *Oficina de revisão de vida e bem-estar subjetivo em mulheres idosas: um estudo sobre um método de intervenção psicológica. 2004*. Tese (Doutorado) — Faculdade de Ciências Médicas, Universidade Estadual de Campinas, Campinas, 2004. Disponível em: https://repositorio.unicamp.br/Busca/Download?codigoArquivo=453498. Acesso em: 24 abr. 2024.

Lima, L. J. C.; Pasetchny, N. "Atividades em grupo: uma alternativa para inclusão social na terceira idade". *Revista de Terapia Ocupacional da Universidade de São Paulo*, v. 9, n. 1, p. 37-42, 1998. Disponível em: https://pesquisa.bvsalud.org/portal/resource/pt/lil-225866. Acesso em: 24 abr. 2024.

Magalhães, L. "Ocupação e atividade: tendências e tensões conceituais na literatura anglófona da terapia ocupacional e da ciência ocupacional". *Cadernos Brasileiros de Terapia Ocupacional*, São Carlos, v. 21, n. 2, p. 255-263, 2013. Disponível em: https://www.cadernosdeterapiaocupacional.ufscar.br/index.php/cadernos/article/view/812. Acesso em: 24 abr. 2024.

Moruno Miralles, P.; Talavera Valverde, M. A.; Cantero Garlito, P."Razonamiento clínico en terapia ocupacional". *World Federation of Occupational Therapists Bulletin*, v. 59, n. 1, p. 53-59, 2009. Disponível em: https://doi.org/10.1179/otb.2009.59.1.016. Acesso em: 24 abr. 2024.

Musich, S. et al. "Purpose in life and positive health outcomes among older adults". *Population Health Management*, v. 21, n. 2, p. 139-147, 2018. Disponível em: https://doi.org/10.1089/pop.2017.0063. Acesso em: 24 abr. 2024.

Nações Unidas. *Princípios para pessoas idosas*. Nova York: Nações Unidas, 2000.

OMS. *Mental health action plan 2013–2020*. Genebra: World Health Organization, 2013. Disponível em: https://www.who.int/publications/i/item/9789241506021. Acesso em: 24 abr. 2024.

Paradella, R. "Número de idosos cresce 18% em 5 anos e ultrapassa 30 milhões em 2017". *Agência IBGE Notícias*, 26 abr. 2018. Disponível em: https://agenciadenoticias.ibge.gov.br/agencia-noticias/2012-agencia-de-noticias/noticias/20980-numero-de-idosos-cresce-18-em-5-anos-e-ultrapassa-30-milhoes-em-2017. Acesso em: 24 abr. 2024.

Perez, M. P.; Almeida, M. H. M. "O processo de revisão de vida em grupo como recurso terapêutico para idosos em terapia ocupacional". *Revista de Terapia Ocupacional da Universidade de São Paulo*, v. 21, n. 3, p. 223-229, set./dez., 2010. Disponível em: https://doi.org/10.11606/issn.2238-6149.v21i3p223-229. Acesso em: 24 abr. 2024.

Pineda, D. J. "Perspectiva ocupacional de las personas mayores". In: Corregidor Sánchez, A. I. (org.). *Terapia ocupacional en geriatría y gerontología*. Madri: Sociedad Española de Geriatría y Gerontología, 2010. Disponível em: https://www.segg.es/media/descargas/Libro_Terapia_ocupacional_geriatria_SEGG_2010.pdf. Acesso em: 24 abr. 2024.

Pontes, T.; Polatajko, H. "Habilitando ocupações: prática baseada na ocupação e centrada no cliente na terapia ocupacional". *Cadernos Brasileiros de Terapia Ocupacional*, v. 24, n. 2, p. 403-412, 2016. Disponível em: https://www.cadernosdeto.ufscar.br/index.php/cadernos/article/view/1367. Acesso em: 24 abr. 2024.

Ribeiro, C. C. et al. "Propósito de vida e desempenho de atividades avançadas de vida diária em idosos mais velhos". *Revista Brasileira de Geriatria e Gerontologia*, v. 25, n. 5, e210216, p. 1-11, 2022. Disponível em: https://www.scielo.br/j/rbgg/a/PkVQ87G3XFK5hycQTnWBjym/. Acesso em: 24 abr. 2024.

Rocha, E. F.; Paiva, L. F. A.; Oliveira, R. H. "Terapia ocupacional na Atenção Primária à Saúde: atribuições, ações e tecnologias". *Cadernos Brasileiros de Terapia Ocupacional*, São Carlos, v. 20, n. 3, p. 351-361, 2012. Disponível em: https://www.cadernosdeterapiaocupacional.ufscar.br/index.php/cadernos/article/view/679. Acesso em: 24 abr. 2024.

Santos, J. D. et al. "Participação social de idosos: associações com saúde, mobilidade e propósito de vida". *Psicologia, Saúde & Doenças*, v. 20, n. 2, 367-383, 2019. Disponível em: http://dx.doi.org/10.15309/19psd200208. Acesso em: 24 abr. 2024.

Silva, R. A. S.; Oliver, F. C. "A interface das práticas de terapeutas ocupacionais com os atributos da atenção primária à saúde". *Cadernos Brasileiros de Terapia Ocupacional*, São Carlos, v. 28, n. 3, p. 784- 808, 2020. Disponível em: https://www.scielo.br/j/cadbto/a/Xj6XnM5L6g6xCcFrT5k8xpx/. Acesso em: 24 abr. 2024.

Stanley, M.; Cheek, J. "Well-being and older people: a review of the literature". *Canadian Journal of Occupational Therapy*, v. 70, n. 1, p. 51-59, 2003. Disponível em: https://journals.sagepub.com/doi/abs/10.1177/000841740307000107. Acesso em: 24 abr. 2024.

Sutin, A. R. et al. Sense of meaning and purpose in life and risk of incident dementia: new data and meta-analysis". *Archives of Gerontology and Geriatrics*, v. 105, p. 104847, 2023a. Disponível em: https://www.sciencedirect.com/science/article/abs/pii/S0167494322002345. Acesso em: 24 abr. 2024.

Sutin, A. R. et al. "Sense of purpose in life and subjective cognitive failures". *Personality and Individual Differences*, v. 200, e111874, 2023b. Disponível em: https://doi.org/10.1016/j.archger.2022.104847. Acesso em: 24 abr. 2024.

Suzman, R. et al. "Health in an ageing world: what do we know? *The Lancet*, v. 385, n. 9.967, p. 484-486, 2015. Disponível em: https://doi.org/10.1016/S0140-6736(14)61597-X. Acesso em: 24 abr. 2024.

WFOT — World Federation of Occupational Therapists. Statement that presents WFOT's position on Occupational Therapy and Community-Centred Practice. Declaração de Posição. Terapia Ocupacional na Prática Centrada na Comunidade. 2019. Disponível em: https://wfot.org/resources/occupational-therapy-and-community-centred-practice. Acesso em: 24 abr. 2024.

5. ATUAÇÃO DA NUTRIÇÃO

SIMONE FIEBRANTZ PINTO

> *Eating is more than throwing wood on a fire [...] Feeding is more than picking out a food [...] Eating and feeding reflect our attitude and relationships with ourselves and with others as well as our stories. Eating is about regard for ourselves, our connection with our bodies and our commitment to life itself.*[1]
>
> Ellyn Satter, *Secrets of feeding a healthy family*

O ENVELHECIMENTO É UM processo dinâmico, no qual o declínio progressivo determina perda de capacidade de adaptação do indivíduo ao meio ambiente, ocasionando maior vulnerabilidade e maior incidência de processos patológicos (Ramos, 2011). Cada vez mais, estudiosos tratam de compreender as várias formas de envelhecer, entre elas a senescência, que é considerada o envelhecimento fisiológico, e a senilidade, associada a doenças. Nesses dois processos de envelhecimento, a nutrição tem impacto fundamental (Najas, 2022).

O processo de envelhecer ocorre em cada pessoa de maneira diferente e em ritmos diferentes. É um grande enigma e uma experiência vivida por um número cada vez maior de indivíduos (Papaleo Netto, 2022). Uma das principais características que identificamos ao descrever a população idosa é a heterogeneidade: em nenhum outro grupo etário são encontradas diferenças tão grandes em diversos parâmetros, como condições gerais de saúde, funcionalidade, estado cognitivo, autonomia, independência e grau de satisfação com a vida, entre outros (Pintarelli e Pinto, 2021).

A compreensão desse processo e de seus desdobramentos na vida das pessoas idosas é uma questão importante que a Organização Mundial da

1. Comer é mais do que pôr lenha no fogo [...] Dar de comer é mais do que escolher um alimento [...] Comer e dar de comer refletem nossa atitude e relacionamento com nós mesmos, com os outros e com as nossas histórias. Comer tem relação com autorrespeito, nossa conexão com o nosso corpo e nosso compromisso com a vida. (tradução livre)

Saúde (OMS) passou a discutir para o futuro envelhecimento. Essas discussões deram origem ao Programa de Atenção Integrada para as Pessoas Idosas (Icope, na sigla em inglês), cujo objetivo é prevenir ou atrasar o início de doenças e diminuir o nível de dependência de cuidados a partir de ações que tenham impacto na capacidade funcional, na capacidade intrínseca e no ambiente.

A capacidade funcional é definida pela capacidade de ser e fazer o que considera importante para si, como atender às próprias necessidades básicas, participar socialmente e ter mobilidade. A capacidade intrínseca é o resultado da soma e da interação dos recursos físicos e mentais próprios de uma pessoa e pode ser dividida em cinco domínios: capacidade locomotora (movimento físico); capacidade sensorial; vitalidade (energia, nutrição e equilíbrio); capacidade psicológica (cognição); e humor. O ambiente, por fim, designa o lugar físico, os recursos tecnológicos, os serviços, as atitudes e o apoio ao idoso.

A OMS pretende auxiliar o profissional a colocar em prática a atenção integrada à pessoa idosa, por meio de um plano de cuidados que ajude a definir metas centradas na pessoa e da integração de abordagens nos diferentes níveis de atenção.

O plano de cuidados pode incluir intervenções para gerenciar declínios na capacidade intrínseca, fornecer assistência e apoio social, desenvolver capacidade para o manejo, além de oferecer apoio aos cuidadores. O objetivo é promover o envelhecimento com boa saúde para o maior número de pessoas, focando, para isso, as três dimensões já mencionadas: capacidade funcional, capacidade intrínseca e ambiente (Almeida e Hojaij, 2021).

O propósito de vida está envolvido nessas três dimensões. Isso fica claro quando se avalia a capacidade funcional, buscando saber o que é importante para a pessoa idosa; a capacidade intrínseca, buscando compreender os cinco domínios; e, por fim, o ambiente, buscando identificar qual é a atitude e/ou o apoio necessários para que a pessoa idosa consiga realizar seu propósito.

Para identificar essas ações, faz-se necessário um olhar desenvolvido por uma equipe multiprofissional apta a trabalhar com a hierarquização e a priorização do cuidado no âmbito das intervenções gerontológicas (Najas, 2022). A nutrição representa uma base importante por ser um dos domínios associados à capacidade intrínseca e, consequentemente, funcional.

Com esse olhar baseado na definição da OMS, a saúde é compreendida pela equipe gerontológica como um processo resultante do estilo de vida e da subjetividade, que envolve aspectos psicológicos, espirituais e sociais; o envelhecimento, por sua vez, é entendido como a soma de todas as alterações biológicas, fisiológicas e sociais. Essas alterações estão associadas à própria idade e ao acúmulo de danos ao longo da vida, com as interações entre fatores genéticos e hábitos não saudáveis, por exemplo, uma dieta não balanceada, etilismo e sedentarismo.

Todas essas particularidades trazem um grande desafio para quem trabalha com pessoas idosas. Diante disso, cada vez mais se vê a necessidade do trabalho interdisciplinar em geriatria e gerontologia para identificar e tratar as necessidades dessa população tão complexa e rica, tanto nos aspectos técnicos dessa relação quanto nos interpessoais:

- pessoa idosa e profissional (nutricionista);
- familiares/cuidadores e profissional (nutricionista); e
- profissional (nutricionista) e outro profissional (da equipe multiprofissional).

Objetivar as condutas gerontológicas e as condutas nutricionais, usar a metodologia do Icope e incluir a questão do propósito de vida são ações que fazem a diferença, o que mostra a importância do olhar gerontológico inovador (Ribeiro, Neri e Yassuda, 2020).

O manejo por equipes multidisciplinares permite somar intervenções para melhor desfecho nutricional e funcional dos pacientes, e o trabalho em equipe interdisciplinar ajuda a desenvolver a habilidade de escutar e compartilhar decisões e condutas mais apropriadas para a integralidade do cuidado com a pessoa idosa (Pedrão, Pinto e Valderramas, 2022).

Na abordagem nutricional gerontológica, é importante trabalhar o propósito de vida, pois ele figura entre os aspectos mais relevantes para a definição de bem-estar. E é esse bem-estar que buscamos para o nosso paciente, independentemente de em qual nível de assistência ele se encontra. Segundo a psicóloga Carol D. Ryff (1989), a vida tem sentido, direção e intencionalidade, e esse senso desempenha um papel orientador para o desenvolvimento de metas de vida.

Auxiliar o paciente na definição e clareza desse propósito de vida contribui para a elaboração de objetivos e metas nutricionais gerontológicas: a adesão ao manejo nutricional e, consequentemente, a melhora clínica e funcional do paciente.

O paciente consegue perceber o que precisa ser modificado e vê que as mudanças são possíveis de alcançar. Para que tenha essa compreensão, é necessário que a pessoa idosa tenha a cognição preservada.

ATENDIMENTO NUTRICIONAL GERONTOLÓGICO E O PROPÓSITO DE VIDA

No atendimento nutricional gerontológico, devem-se observar algumas peculiaridades que incluem, muitas vezes, a necessidade de adaptação da metodologia de trabalho às demandas de cada paciente, com consultas em que há grande disponibilidade para escutar. É muito importante essa escuta terapêutica, na qual serão identificados os objetivos do aconselhamento nutricional (Alvarenga e Vicente Jr., 2015).

O aconselhamento nutricional consiste em um processo para facilitar a evolução da outra pessoa, auxiliando-a a resolver dificuldades alimentares (Motta, 2009). Pode ser dirigido à pessoa idosa ou ao cuidador, para que os objetivos sejam alcançados. Como os objetivos podem ser de curto, médio e longo prazo, e às vezes diferentes da expectativa da família ou da equipe de cuidado, é necessário escutar o paciente e entender qual é o seu propósito.

O nutricionista gerontológico deverá ter flexibilidade para atuar em diferentes cenários de atendimento — consultório, hospital, domicílio, instituições de longa permanência, unidade de cuidado paliativo —, e cada cenário traz uma perspectiva de avaliação e encaminhamentos diferentes.

A interação com os familiares e cuidadores da pessoa idosa também é muito importante para compreender suas dúvidas e conceitos prévios e explicar como será o processo.

Outra situação que aparece é o enfrentamento de questões éticas que precisam ser conduzidas com habilidade, escutando cada integrante.

A participação na tomada de decisões também pode aparecer nesse caminhar, e o nutricionista precisa saber orientar o paciente e sua família para as escolhas que devem ser feitas, como condutas a serem realizadas ou não.

RELATOS DE CASOS

CASO 1

Exemplificando essa questão da tomada de decisão, recordo-me de um paciente que atendi, de 74 anos, com evolução de um diagnóstico de esclerose lateral amiotrófica (ELA) havia nove anos, cuja esposa me procurou para uma avaliação por solicitação do médico-assistente. A alimentação se dava exclusivamente pela via alternativa, a gastrostomia; fazia anos que ele consumia a mesma nutrição enteral e, após um episódio de internação por broncopneumonia, fazia alguns dias que apresentava quadro de diarreia. O médico-assistente já havia feito as orientações; como não houve melhora, solicitou que um nutricionista o avaliasse.

O paciente estava em acompanhamento com neurologista, pneumologista, fisioterapeuta e fonoaudióloga. Fiz a avaliação da situação, o volume e a dieta que estava sendo administrada. Propus uma modificação temporária no tipo de dieta e a introdução de alguns componentes nutricionais para auxiliar na melhora da frequência evacuatória. Com acompanhamento, no passar dos dias, ele melhorou e aos poucos voltou para a dieta anterior, da qual tinha em estoque mais de 48 litros.

Nesse período inicial de manejo, com a estabilização da função intestinal, na ocasião de uma das visitas de controle, conversamos sobre a necessidade de reajustes no volume da dieta ofertada para diminuir sintomas digestivos, como refluxo, sensação de plenitude gástrica e alto acúmulo de saliva. Expliquei que, com a evolução da doença, teríamos que avaliar a oferta calórica e os volumes; naquele momento que se apresentava, eu precisava diminuir a oferta para melhorar a qualidade de vida dele. E foi então que ele, com o seu olhar sorrindo, me disse: "Até que enfim encontrei uma nutricionista que me escuta e acolhe as minhas necessidades".

Com essa escuta terapêutica, ele começou a me falar de seus objetivos, de seus propósitos de vida, e a me perguntar: "Como eu tenho que fazer quando eu parar de respirar? Não quero ser levado para uma UTI. Não quero medidas invasivas, já conversei com a minha família sobre isso e todos estão de acordo".

A partir dessa conversa, ele estabeleceu alguns propósitos. Então, ressalto aqui que qualquer membro da equipe pode ser abordado quanto a essas questões de tomada de decisões. Nesse caso, embora os outros profissionais estivessem acompanhando o paciente havia mais tempo, foi com a nutricionista que ele se sentiu à vontade para compartilhar suas dúvidas e estabelecer seus propósitos. Quinze dias após essa visita, em 31 de dezembro de 2022, ele recebeu um diagnóstico positivo de covid-19. O que preocupou a todos felizmente evoluiu bem, e ele seguiu em acompanhamento durante todo o ano de 2023.

No início daquele ano, durante seu quadro de covid, ele escreveu um relato para a família, que depois compartilharam comigo. Compartilho aqui essa reflexão, que revela o propósito de vida dele. Onde há vida, sempre há a chance de se buscar o propósito, seja ele qual for.

> Finalmente uma nutricionista que ouve atentamente você e pensa em sua singularidade. Depois de tantas que vieram com a receita pronta, invariavelmente pesavam, tiravam as medidas e realizavam o questionário-padrão: Vou fazer os cálculos e já lhe retorno. Pelo seu peso e altura, o senhor tem a necessidade de 2.500 kcal e blá-blá-blá. Então o senhor ficará 16 horas por dia com 30 gotas por minuto, hehehe. Após algumas vãs tentativas, já não me dava mais ao trabalho de argumentar da total impossibilidade de realizar o proposto. Eram peremptórias na argumentação. Lacradoras, na gíria atual. O senhor PRE-CI-SA. Mesmo com meus argumentos acerca de qualidade de vida e de que mesmo com 3.000 kcal eu continuaria a perder musculatura e peso, a ELA é voraz e insaciável. E eu ficaria estufado feito um baiacu e me sentindo enfastiado o dia todo. Agora finalmente a Simone,

> nutricionista especialista em Gerontologia e com especialização em Cuidados Paliativos, já na terceira consulta, após me conhecer um pouco mais e após conversarmos sobre as calorias, concordou comigo. Você vai se alimentar até onde se sentir bem. Atualmente eu consigo me sentir bem com 1.350 kcal, ou seja, 3 x de 300 ml. Sei que é pouco, mas prefiro me sentir bem no presente. É escolha difícil, assim como a traqueostomia que optei por não fazer, assim como qualquer outra medida invasiva quando chegar o momento. Não tomo essas decisões por heroísmo, e sim por covardia e medo de aumentar mais meu padecimento e dos outros. E é com uma sensação mista de alívio, medo e tristeza que ouço a concordância da profissional. (M., 3 jan. 2023)

É importante dar espaço para a escuta terapêutica. Nela, o propósito de vida tem lugar. Esse paciente está evoluindo bem, está mais tranquilo pelo fato de que suas tomadas de decisão foram acolhidas e seu propósito de vida está se cumprindo. Agora mais tranquilo, não teve mais episódios de diarreia, não precisou mais ser internado por broncoaspiração, não precisou mais usar antibiótico, continua fazendo fisioterapia, fonoterapia e acompanhamento conforme demanda ou trimestralmente com neurologista, pneumologista e nutricionista. E continua com seus propósitos de curto, médio e longo prazo, entre eles o passeio pelo *shopping*, que gosta de fazer com a esposa. ■

Dois instrumentos que podem auxiliar esses encaminhamentos éticos são: o jogo de cartas "Cartas na Mesa" — uma tradução do jogo GoWish, realizada e validada pela Sociedade Brasileira de Geriatria e Gerontologia (SBGG) — e o aplicativo "Minhas Vontades", desenvolvido pela Comissão Permanente de Cuidados Paliativos da SBGG, que pode ser baixado gratuitamente nas plataformas Google Play e Apple Store e ser utilizado pela pessoa idosa ou intermediado tanto por um familiar quanto por algum membro da equipe (Pinto *et al.*, 2023).

Uma consulta nutricional gerontológica pode ser motivada por diferentes razões: por um encaminhamento do médico-assistente ou de outro profissional que esteja acompanhando o paciente (fonoaudiólogo, fisioterapeuta, psicólogo, profissional de educação física, dentista, terapeuta ocupacional, musicoterapeuta, arteterapeuta etc.), pela família, pelo cuidador ou pela própria pessoa idosa. Quando a demanda não vem da própria pessoa idosa ou de familiares, às vezes tem um tempo de amadurecimento da ideia até chegar ao profissional.

Costumo dizer que a porta da entrada para o atendimento é a ciência da nutrição, que é por onde eu começo. A partir dessa entrada, abrem-se outras portas, outras demandas.Nesse momento, busco compreender quais são as demandas clínico-funcionais da pessoa idosa, demandas essas que podem ser urgentes ou de médio e longo prazo. E, para motivar o paciente a atingir o objetivo solicitado pela equipe ou pelo médico-assistente, além das demandas clínico-funcionais estabelecidas após a avaliação, abordo a questão do propósito de vida. Inicialmente, este pode ser entendido como um pequeno objetivo a curto prazo ou um propósito maior, a médio e longo prazo.

Cada pessoa tem o seu propósito, seu *ikigai*[2].

Existem cinco pilares do *ikigai*, que são: começar pequeno; libertar-se; buscar harmonia e sustentabilidade; encontrar alegria nas pequenas coisas; e estar no aqui e agora (Mogi, 2018).

- **Começar pequeno:** Prestar atenção às pequenas coisas, que outras pessoas podem não perceber ou com as quais parecem não se importar. São os pequenos passos que levam à perfeição, aqui entendida como a realização do objetivo, do propósito — que, conforme é alcançado, pode ser sentido ou origem a um novo *ikigai*, ou a um novo propósito de vida.
- **Libertar-se:** Aceitar o momento e pensar em como podemos mudar para conseguir avançar. Quando nos aceitamos, as coisas que queremos na vida vêm em nossa direção. Com esse pilar, consigo objetivar com o paciente onde ele está e onde iremos chegar, ou o que lhe será possível alcançar a curto, médio e longo prazo.

2. Palavra japonesa, formada por *iki* (viver) e *gai* (razão), que descreve os prazeres e sentidos da vida. Na língua japonesa, é um termo usado em vários contextos, podendo ser aplicado a pequenas tarefas diárias, assim como a grandes objetivos e conquistas. É com esse referencial que abordo os pacientes.

- **Buscar harmonia e sustentabilidade:** Mostrar consideração adequada pelos outros e estar consciente do impacto que suas ações têm neles. Devemos compreender que cada um tem um papel nesse processo — a pessoa idosa, a equipe, o nutricionista e a família —, e que essa rede de apoio auxilia a promover e a conquistar o objetivo. Todos precisam trabalhar em harmonia (Almeida e Hojaij, 2021).
- **Encontrar alegria nas pequenas coisas:** Realizar pequenas ações diárias e transformá-las em experiências gratificantes; compreender que cada ação é importante para que o propósito seja atingido. Devemos estar próximo do paciente, acompanhando a evolução, fazendo os ajustes necessários e sempre lembrando o propósito a ser alcançado. O processo e o esforço para alcançar o propósito são importantes. Quando atingimos e conquistamos os pequenos objetivos, liberamos dopamina, neurotransmissor de compensação positiva, bem-estar que motiva a continuar o processo.
- **Estar no aqui e agora:** Estar presente, aproveitar o momento que se está vivendo. Devemos compreender cada passo e valorizar as pequenas conquistas, reconhecendo os avanços. Por exemplo: peso que não perdeu, pequena quantidade de peso que ganhou, comer sozinho sem auxílio, preparar a própria refeição, voltar a comer via oral, sentir-se melhor, conseguir sair do leito, ficar em pé e equilibrado, tomar banho sozinho, passear no parque, sair para ir à feira, passear com o animal de estimação etc.

Dessa maneira, podemos perceber que a vida está avançando. Ter essa consciência pode ser o *ikigai-kan*, traduzido como sentimento ou percepção *ikigai*. A psicóloga Kamiya (*apud* Santos, 2023), estudiosa do assunto, relacionou *ikigai-kan* ao sentido da vida de Vitor Frankl, psiquiatra austríaco e sobrevivente do Holocausto: sentir que a sua vida está avançando.

Para Kamiya, a consciência do *ikigai* é mais orientada para o futuro do que a felicidade. Se alguém está lutando com a sua vida atual, pode perceber o seu *ikigai* naquele momento, desde que tenha esperança ou um objetivo no futuro.

É a partir desses fundamentos que se faz a conexão da nutrição com o propósito de vida de cada paciente, de cada pessoa idosa que será avaliada. Portanto, a avaliação nutricional gerontológica deve conter as avaliações nutricional e clínico-funcional e de análises bioquímicas, a fim de identificar os aspectos nutricionais no processo do envelhecimento. A nutrição participa como ação protetora e contribui para mitigar as disfunções e alterações degenerativas inerentes à idade. Por essa razão, valorizamos a inclusão da avaliação do propósito de vida das pessoas idosas na anamnese nutricional gerontológica, de modo que se tenha uma avaliação global e efetiva (Pinto, Wladeck e Carvalho, 2022).

Para exemplificar essa prática, compartilharei o caso de outro paciente que tenho o prazer de acompanhar em suas transformações.

CASO 2

O sr. G., de 86 anos, é italiano e mora no Brasil desde os 18. É divorciado, tem três enteados e passou o ano de 2020 recluso em seu apartamento por conta da pandemia de covid-19, com a companhia exclusiva da diarista, três vezes por semana. Com toda a situação, ele foi se fechando cada vez mais com o passar dos meses. A diarista observou que ele não estava comendo bem, comia cada vez menos, e estava emagrecendo. No fim de outubro daquele ano, ele sofreu uma queda em seu apartamento e foi levado para o hospital.

Ficou internado por um mês, durante o qual fez uso de sonda nasogástrica. Recebeu alta em dezembro de 2020, e na sala de sua casa instalaram a cama hospitalar para facilitar os cuidados.

De morar sozinho e contar com o auxílio de uma pessoa três vezes por semana, esse senhor passou a ter cuidados 24 horas por dia, sete dias por semana, além de uma equipe multidisciplinar (médico-assistente, enfermeira, fisioterapeuta sete vezes por semana). Uma mudança bem grande para o seu dia a dia.

No fim de fevereiro de 2021, fui chamada para fazer a avaliação do sr. G., a quem encontrei acamado em sua sala. Ele estava muito emagrecido, com pouca reserva de gordura e pouca massa muscular, usando fralda, pois sua mobilidade estava comprometida: não conseguia se mexer sozinho; era difícil mobilizá-lo, e sair da cama só era possível com a ajuda do fisioterapeuta. A alimentação era por via oral, não usava a sonda nasogástrica desde a alta hospitalar.

Nesse primeiro encontro, conversei com o paciente e com a cuidadora. Ele relatou que estava assustado de perceber como ficou desnutrido, que não tinha noção disso até o dia em que caiu e foi levado para o hospital. Contou que perguntou para o médico se sua chance de sobreviver era maior do que 50% e este respondeu que era menor. Preocupado, disse que só estava vivo pelos cuidados que vinha recebendo e que era muito grato a todos da equipe.

Um mês depois do início do acompanhamento nutricional, o sr. G. conseguia ficar em pé com apoio, o que possibilitou que ele fosse pesado. Então, em março de 2021, conseguimos registrar o peso de 58 kg, com um índice de massa corporal (IMC) de 17,9 kg/m², sendo que o mínimo para a sua idade é 22 kg/m². O quadro de desnutrição foi confirmado com a circunferência do braço (23 cm), menos de 70% do ideal, indicando desnutrição grave. A circunferência de panturrilha, para avaliar a massa muscular, estava em 25,5 cm, sendo que o necessário para homens na idade dele é no mínimo 34 cm. Sua força muscular, medida pelo dinamômetro em 14 kg, também estava diminuída. Por isso a dificuldade de se levantar e se manter estável em pé, com alto risco de queda.

No início, minhas visitas de avaliação eram semanais, com supervisão por telefone com a cuidadora, e depois quinzenais e mensais, quando ele já estava mais estável e evoluindo bem, com boa aceitação nutricional e boa evolução clínico-funcional.

Sempre que encontro o sr. G., ele está lendo livros de história mundial, economia, biografias — sempre há livros diferentes, além de dois jornais diários. Em uma das visitas, ele

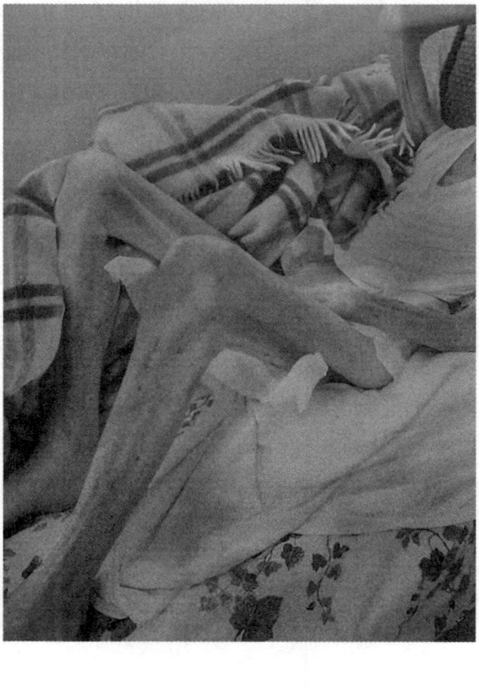

Paciente em cama hospitalar em casa (primeira avaliação, fev. 2021).
Fonte: a autora.

me contou que tem um *hobby*, que é a economia, e que esse *hobby* o fez prosperar economicamente. Disse que tinha um propósito de vida quando adulto, que era comprar um apartamento na Itália com uma bela vista para o mar, em uma praia onde costumava passar o tempo livre quando adolescente e as férias depois de adulto. Por conta desse *hobby*, conseguiu o seu propósito e adquiriu o apartamento, que tem até hoje, em uma região onde ainda moram seus irmãos e familiares. Mostra-me um cartão postal no qual se vê o prédio de seu apartamento. Eu lhe perguntei quando iria visitar a família e o apartamento, mas ele me respondeu que achava impossível na condição em que se encontrava. Então lhe propus: "E se pensarmos em um propósito de vida?" Ele se animou, dizendo em seguida: "Bom, o primeiro propósito eu já cumpri: sobrevivi. Agora o meu propósito é conseguir andar com segurança". Conversamos sobre esse propósito e a possibilidade de que a equipe o ajudasse. Ele sorriu e me disse: "Me fale o que eu preciso fazer".

Dei as orientações e, com o passar do tempo, ele foi melhorando. No final de abril de 2021, ele conseguiu, pela primeira vez, junto com a fisioterapeuta, caminhar fora do apartamento, na quadra do prédio. Em maio, evoluiu para caminhadas nas calçadas em torno do apartamento; até que, em julho de 2021, foi visitar o Jardim Botânico da cidade, primeiro passeio ao ar livre depois de um ano e meio recluso. Quando ele me encontrou na consulta após o passeio, me relatou como foi e disse: "Veja como evoluí! O próximo passeio será no caminho do vinho, na região metropolitana".

Então me falou, alegre, que tem uma vida abençoada e que reconhece que só está conseguindo melhorar por conta da ajuda de toda a equipe. Nesse momento, em julho de 2021, era acompanhado pelo médico-assistente; iniciou com o educador físico duas vezes por semana; a fisioterapia passou de cinco para três vezes por semana; a nutricionista o via uma vez por mês; e as cuidadoras, 24 horas por dia, sete dias por semana.

Desde o início dos atendimentos, tenho falado para ele que precisa de uma avaliação com a fonoaudióloga para a audição — ele tem a prótese auditiva, mas não a usa. Sempre que eu abordava esse assunto, ele dizia: "Não, não é o momento". Eu lhe explicava a importância, ele escutava atentamente, mas me dizia: "Já tenho tantos profissionais me ajudando. Ainda não é o momento".

Depois do passeio ao Jardim Botânico, ele aceitou marcar com a fonoaudióloga. A comunicação permite o contato da pessoa com o mundo. É por meio dela que suas queixas e opiniões são colocadas e reconhecidas. Qualquer dificuldade que prejudique o desempenho comunicativo pode interferir em sua integração social, dentro e fora do contexto familiar (Venites, Soares e Pelegrini, 2011), e era isso que estava acontecendo, por isso eu havia insistido para que ele fizesse a avaliação com a fonoaudióloga.

Essa avaliação aconteceu no mês de agosto de 2021. Após a avaliação e com a nova prótese auditiva, nos encontramos novamente, e, com um grande sorriso e olhos marejados, ele me falou: "Obrigado por insistir no aparelho auditivo. Com esse aparelho, eu renasci, ganhei uma nova oportunidade de viver, me sinto mais seguro e com mais qualidade de vida, pensei que jamais poderia pensar em poder desejar voltar para a Itália... Agora ouvindo... Me sinto mais seguro... Me sinto capaz".

A fala foi exatamente nessa ordem e dessa maneira. A prótese auricular lhe deu vida e propósito de vida.

Naquele momento, fez-se uma pausa acolhedora. Então falei: "Está aí o seu propósito de vida! Vamos ajudar o senhor a fazer essa viagem para a Itália". "Você acha que eu posso ter esse propósito?", ele me perguntou. "Faremos o que for possível, o senhor e toda a equipe", respondi.

A evolução continuou. Ele ganhou peso (no total foram 18 kg, passando de 58 kg para 76 kg e elevando o IMC de 17,9 kg/m^2 para 23,4 kg/m^2, ou seja, dentro da média para a altura e a idade, na qual o mínimo é de 22 kg/m^2), mobilidade, massa muscular (a circunferência da panturrilha passou de 25,5 cm para 34 cm, valor agora ideal) e força (de 14 kg para 24 kg medidos no dinamômetro). Todos esses ganhos clínicos nutricionais lhe possibilitaram ter muita vontade de viver.

A viagem foi marcada para o início de 2022, mas a onda de covid voltou a subir na Itália e ele achou melhor não arriscar, então a transferiram para o início de junho de 2022. Em janeiro daquele ano, mesmo sem ter ido para a Itália, ele contraiu covid, mas felizmente se recuperou bem.

Quando chegou maio, na véspera de seu aniversário, ele estava com as malas praticamente prontas e se sentiu mal na portaria de seu prédio, após o pilates. Foi encaminhado para o hospital e passou seu aniversário na UTI por conta de

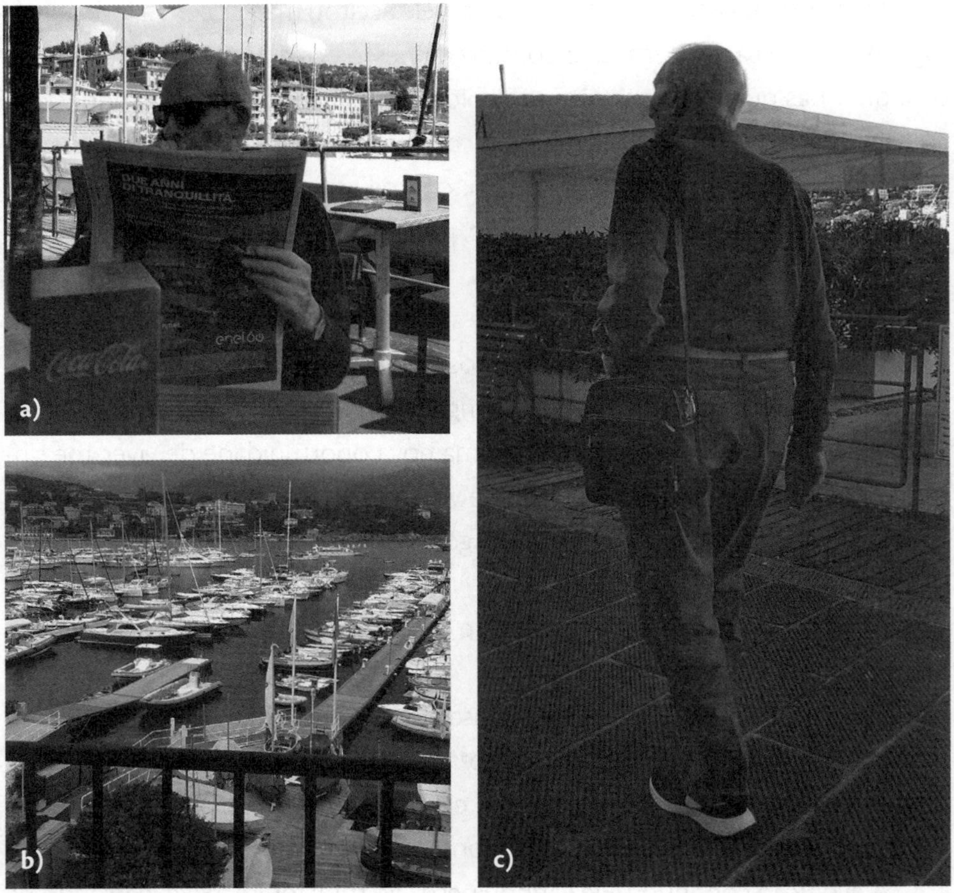

a) Lendo o jornal diário em sua língua materna, italiano, em sua viagem à Itália (jun. 2022). b) Vista do apartamento na Itália. c) Passeando pela Itália (jun. 2022).
Fonte: G., 2022.

uma trombose. Teve uma boa recuperação e contou para a equipe no hospital que tinha uma viagem marcada para dentro de alguns dias para a Itália; perguntou se poderia realizar a viagem e a resposta foi que sim.

No dia programado, ele viajou com o enteado e uma cuidadora, com todos os cuidados e as orientações da equipe. Antes me disse que tinha certeza de que havia se recuperado bem, pois tinha esse propósito de vida, de ir rever a família e o apartamento, e foi isso que o ajudou a enfrentar tudo. Eu recebia, pelo WhatsApp da cuidadora, as fotos dele passeando, lendo seu jornal diário — como é o seu hábito, mas então na língua materna, italiana —, comendo seus pratos preferidos, encontrando os irmãos e o apartamento. Que vista! Ele me disse que o tinha comprado por causa da bela vista.

Faz um ano e meio que ele regressou da Itália. Continua estável e está pensando em marcar uma nova viagem. ■

É importante que a equipe, incluindo a família, não desista do potencial de vida que o paciente tem, valorize a escuta terapêutica, respeite seus propósitos de vida. Por isso, em cada atendimento, em cada porta que se abre para um novo atendimento, deve ser praticada a visão global e interdisciplinar da geriatria e da gerontologia, independentemente da idade ou do diagnóstico clínico, sempre respeitando a individualidade.

Todos os envolvidos no cuidado devem estar atentos aos propósitos de vida das pessoas idosas que atendem e estimular a busca desse propósito. Dessa forma, conseguiremos realizar o nosso trabalho e auxiliar o paciente a ter qualidade de vida.

REFERÊNCIAS

ALMEIDA, A. E. M.; HOJAIJ, N. H. S. L. "Manutenção do envelhecimento saudável". In: LICHTENSTEIN, D. A. et al. *Manual de condutas em geriatria ambulatorial*. São Paulo: Editora dos Editores, 2021, p. 33-44.

ALVARENGA, M.; VICENTE JÚNIOR, C. "Habilidades de comunicação". In: ALVARENGA, M. et al. *Nutrição comportamental*. Barueri: Manole, 2015, p. 191-213.

MOGI, K. *Ikigai*. Tradução de Regiane Winarski. Bauru: Astral Cultural, 2018.

MOTTA, D. G. "Aconselhamento nutricional". In: *Educação nutricional e diabetes tipo 2*. Piracicaba: Jacintha, 2009, p. 27-33.

NAJAS, M. "Nutrição em gerontologia". In: NAJAS, M.; AQUINO, R. C. *Nutrição no envelhecimento*. São Paulo: Conteúdo Digital, 2022, p. 13-20.

PAPALEO NETTO, M. "O estudo da velhice no século XX: histórico, definição do campo e termos básicos". In: FREITAS E. V. *Tratado de geriatria e gerontologia*. Rio de Janeiro: Guanabara Koogan, 2022. Online.

PEDRÃO, R. A. A.; PINTO, S. F.; VALDERRAMAS, S. R. "Cuidados nutricionais na Unidade de Terapia Intensiva". In: NAJAS, M.; AQUINO, R. C. *Nutrição no envelhecimento*. São Paulo: Editora dos Editores, 2022, p. 295-304.

PINTARELLI, V. L.; PINTO, M. J. "A relação médico-paciente na geriatria". In: ALESSI, A. *A relação médico-paciente experiência para ao médico*. Curitiba: Saberes, 2021, p. 196-209.

Pinto, S. F.; Wladeck, B. S.; Carvalho, C. Z. "Perda de peso no idoso e suas condições clínico--funcionais: avaliação e tratamentos". In: Sociedade Brasileira de Geriatria e Gerontologia; Cabrera M.; Cunha, U. G. V. (orgs.). *PROGER — Programa de Atualização em Geriatria e Gerontologia*: ciclo 8. Porto Alegre: Artmed Panamericana, 2022, p. 57-88 (Sistema de Educação Continuada a Distância, v.1). Disponível em: https://doi.org/10.5935/978-65-5848-555-1.C0003. Acesso em: 24 abr. 2024.

Pinto, S. F.; Pinto, A. L. F.; Pinto M. J. "Educação em gerontologia: contribuição da Sociedade Brasileira de Geriatria e Gerontologia". *Revista Mais 60 — Estudos sobre envelhecimento*, São Paulo, v. 33, n. 85, p. 30-45, abr. 2023.

Ramos, L. R. "A mudança de paradigma na saúde e o conceito de capacidade funcional". In: Ramos. L. R; Cenderoglo, M. S. *Guias de medicina ambulatorial e hospitalar da Unifesp--EPM — Geriatria e gerontologia*. Barueri: Manole, 2011, p. 1-7.

Ribeiro, C. C.; Neri, A. L.; Yassuda, M. "Propósito de vida em adultos e idosos: revisão integrativa". *Ciência & Saúde Coletiva*, v. 25, n. 6, p. 2127-2142, 2020. Disponível em: https://pubmed.ncbi.nlm.nih.gov/32520260/. Acesso em: 24 abr. 2024.

Ryff, C. D. "Happiness is everything, or is it. Explorations on the meaning of psychological well-being". *Journal of Personality and Social Psychology*, v. 57, n. 6, p. 1069-1081, 1989. Disponível em: https://doi.org/10.1037/0022-3514.57.6.1069. Acesso em: 24 abr. 2024.

Santos, M. N. A. *Conectando-se com seu propósito no dia a dia*. [E-book]. [*S. l.*]: [*s. n.*], 2023. Disponível em: https://weholon.com.br/wp-content/uploads/2020/12/Ebook-Ikigai-no-Dia-Dia.pdf. Acesso em: 2 dez. 2023.

Venites, J. P.; Soares, L. T.; Pelegrini, P. "Gerontologia, comunicação e alimentação". In: Ramos. L. R; Cenderoglo, M. S. *Guias de medicina ambulatorial e hospitalar da UNIFESP-EPM — Geriatria e gerontologia*. Barueri: Manole, 2011, p. 287-301.

6. ATUAÇÃO DA MUSICOTERAPIA

Claudimara Zanchetta

A velhice é a paródia da vida.
Simone de Beauvoir, *A velhice*

A busca por um propósito de vida é um aspecto essencial da existência humana. A musicoterapia tem se destacado como uma abordagem terapêutica que pode desempenhar um papel significativo na promoção do desenvolvimento do propósito de vida. Este capítulo explora a relação entre a musicoterapia e a busca do propósito de vida em pessoas idosas, analisando como a música pode ser utilizada como uma ferramenta terapêutica eficaz para facilitar a introspecção, a expressão emocional e a conexão com os valores pessoais. Além disso, foram descritos estudos de caso que demonstram os benefícios da musicoterapia no contexto do propósito de vida com pessoas idosas dentro de uma Instituição de Longa Permanência para Idosos (ILPI).

A música tem função crucial no desenvolvimento humano, não apenas por sua capacidade de proporcionar prazer sensorial, social e intelectual, essenciais para a vida, mas também pela ampla oportunidade de interação que oferece. Na musicoterapia, a música é a principal ferramenta terapêutica utilizada durante uma sessão.

A musicoterapia foi definida pela União Brasileira das Associações de Musicoterapia (Ubam) como

> um campo de conhecimento que estuda os efeitos da música e da utilização de experiências musicais, resultantes do encontro entre o/a musicoterapeuta e as pessoas assistidas. A prática da musicoterapia objetiva favorecer o aumento das possibilidades de existir e agir, seja no trabalho individual, com grupos, nas comunidades, organizações, instituições de saúde e sociedade, nos âmbitos da promoção, prevenção, reabilitação da saúde e de transformação de contextos

> sociais e comunitários; evitando dessa forma, que haja danos ou diminuição dos processos de desenvolvimento do potencial das pessoas e/ ou comunidades. (Ubam, 2018)

Em toda sessão de musicoterapia acontece uma interação musical, chamada de experiência musical. Bruscia (2016) descreve quatro tipos de experiências musicais: escutar (ouvir músicas ao vivo ou gravadas); improvisar (com a voz, com o corpo, com instrumentos); recriar (representar, reproduzir, realizar ou interpretar qualquer parte de um trabalho musical já existente); e compor. Essas experiências podem ser utilizadas sozinhas ou combinadas dentro de um mesmo encontro.

Ao criar um espaço seguro e acolhedor, permite-se que as pessoas idosas se expressem livremente, muitas vezes além das limitações das palavras. A música possibilita a reconexão com emoções, memórias e experiências profundas, muitas vezes difíceis de acessar de outra forma.

Quanto ao repertório utilizado, este precisa ser inerente à biografia da pessoa idosa. Cada pessoa tem sua história de vida e sua história sonora musical. Benenzon (1988), musicoterapeuta argentino, descreve a identidade sonora (ISO) e a denomina "ISO gestáltico", que resume arquétipos sonoros, vivências sonoras gestacionais intrauterinas, vivências sonoras do nascimento e infantis, até os nossos dias, incluindo as preferências do indivíduo, entre elas, as musicais. Existem outros tipos de ISO: a grupal, a cultural, a universal e a complementar (mudanças que ocorrem a cada dia ou em uma sessão de musicoterapia). Cabe ressaltar que cada indivíduo está imerso em um universo sonoro; assim, nossa ISO é estimulada a todo momento.

Em um processo musicoterapêutico, é de suma importância saber da história de vida e da sonoridade musical do paciente. Pois, segundo Barcellos (2016), vários fatores possibilitam ao musicoterapeuta um bom desenvolvimento de sessão: o conhecimento musical, o autoconhecimento e a sensibilidade, além do conhecimento da patologia do paciente e da sua história.

A seleção cuidadosa do repertório considera as preferências musicais, as necessidades específicas e os objetivos terapêuticos de cada indivíduo. Isso significa que não há um repertório universalmente aplicável, mas uma variedade de escolhas que se adaptam às características únicas de cada pessoa.

Qualquer que seja a abordagem terapêutica adotada, estabelecer um vínculo entre terapeuta e paciente é essencial para o sucesso do processo terapêutico. Essa conexão é um dos pilares fundamentais da terapia, pois, ao cultivar confiança, abre-se espaço para explorar plenamente todas as capacidades da pessoa idosa. Para Scarpato (2001), o vínculo propicia um ambiente favorável para enfrentar as muitas adversidades, para suportar níveis altos de angústia e falta de sentido.

O vínculo é um dos elementos básicos do processo terapêutico, e a empatia tem papel fundamental nesse processo. Bruscia (2016) afirma que empatia é a capacidade de se identificar ou de compreender o que outra pessoa está experimentando. A empatia é alcançada por meio do processo de identificação, quando uma pessoa se identifica com outra e, então, imagina o que esta pode estar experienciando.

RELATOS DE CASOS

CASO 1

Este caso descreve a integração de um idoso com os demais moradores da ILPI nas sessões de musicoterapia, nas quais o contato inicial aconteceu com o relato de histórias de vida por meio das canções preferidas:

O sr. E. chegou na ILPI em 2003, intitulando-se "tocador de pandeiro e violão". Passou a vida em busca da fama, tocou com cantores famosos, porém não encontrou o que tanto queria: o glamour!

Ele tinha sonhos e desejos de voltar aos palcos. Foi um dos primeiros participantes dos grupos de musicoterapia na ILPI. Incentivador e entusiasta, convidou muitos dos moradores dessa instituição para cantar e trocar experiências de vida por meio da música. Tinha início, ali, um novo momento para ele. As músicas eram escolhidas de acordo com as histórias contadas pelos idosos; muitos cantavam suas dores, seus amores, as partidas e as chegadas, falando sempre da emoção ligada à música.

E. teve o prazer de encontrar na ILPI um dos seus amigos de "boemia", como ele costumava dizer, depois de 40 anos. Juntos, lideraram uma campanha para formar um grupo com moradores interessados em fazer música e relembrar todas as canções que faziam parte da vida deles. Assim, foi um dos fundadores do grupo musical Os Velhos Guris, que durou 18 anos (E. participou por cinco anos).

O repertório do grupo era voltado para o samba de raiz, e E. assumiu o violão, junto com a musicoterapeuta idealizadora do projeto. A frase mais comum do idoso nos palcos com o grupo era: "Eu não quero dinheiro, eu quero fama!" Ele participou do primeiro CD do grupo, comemorativo do aniversário da ILPI, com toda pompa e circunstância. Tocou em muitos lugares e para muitas pessoas. E. sempre teve como propósito voltar a cantar e tocar. Observei que, nesse período em que esteve na ILPI, viveu o seu grande desejo de fazer música, se apresentar nos palcos e ser famoso.

A seleção musical requer planejamento cuidadoso por um profissional capacitado. Em uma entrevista à Universidade Federal do Rio de Janeiro (UFRJ), a musicoterapeuta Wendy L. Magee (2023), da Temple University, disse: "É essencial utilizar músicas com significado pessoal para o paciente, aquelas que estão ligadas a entes queridos ou a eventos significativos em sua vida. Além disso, a música ao vivo desempenha um papel crucial, permitindo aos musicoterapeutas fazerem ajustes sutis para atender necessidades específicas". Por meio das canções, as pessoas idosas podem ser "narradoras musicais" de suas histórias (Barcellos, 2006). A música, escolhida de acordo com a preferência do paciente, pode servir para orientar e ancorar; na maioria das vezes, nada mais é possível (Sacks, 2007). ■

CASO 2

O segundo caso clínico descreve como o repertório musical foi o maior mobilizador de conteúdos emocionais e o desejo de eternizar a voz para outras gerações transformou-se em propósito de vida:

O sr. O. chegou na ILPI no mesmo ano que eu. Nesse ano, eu estava praticamente iniciando a minha experiência na área da gerontologia. Os encontros

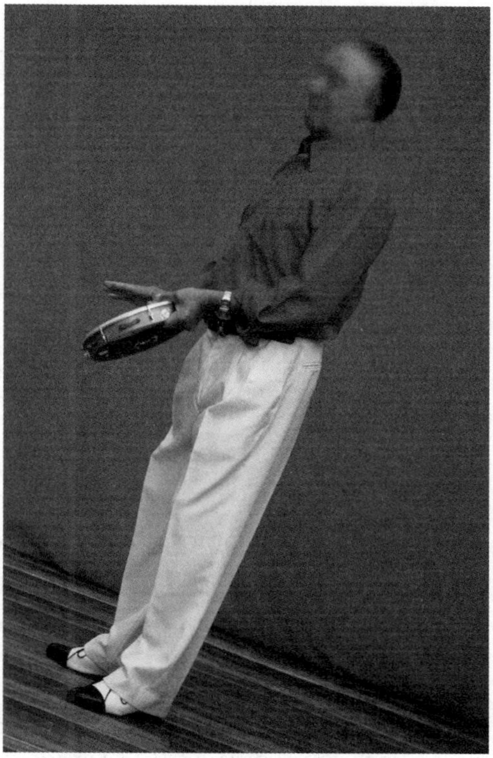

O., *crooner* do grupo Os Velhos Guris.
Fonte: Estúdio Sossella.

de musicoterapia aconteciam duas vezes por semana, com duração de uma hora, e O. era um dos participantes dessas sessões. Entre uma canção e outra, uma história, um conto e um sonho, a vida era contada e cantada. O. era músico da noite, passou a vida nos palcos, mas já não tocava havia alguns anos — estava com 71. Voltou a tocar nas sessões de musicoterapia, e o seu instrumento era o pandeiro; na noite, era conhecido como "Tuca do pandeiro". Com o decorrer dos atendimentos, O. sentiu a necessidade de fazer encontros "mais estruturados", segundo ele, levando em consideração a afinação e o estudo de repertório, como se realmente estivéssemos "ensaiando". E assim fizemos um novo grupo, com horários diferenciados.

Nas sessões de musicoterapia, a estética não é o ponto principal, conforme Barcellos (2016, p. 40):

> É fundamental que se esclareça que em nenhum momento existe a preocupação de resultado estético no material expressado pelo paciente. Porém o musicoterapeuta deve estar atento ao que acontece com relação a esse aspecto, porque uma mudança estética na produção musical do paciente pode significar uma mudança interna.

O sr. O. teve o privilégio de encontrar um amigo de palco nessa mesma ILPI. Assim, os encontros se tornaram ainda mais vivos e encantadores. A música era compartilhada em momentos prazerosos e repletos de emoção.

Nesse mesmo ano, a ILPI completava 81 anos, uma data significativa. Então, o setor de musicoterapia foi convidado a gravar um CD comemorativo dessa data. Surgiu um novo propósito, dando início a uma corrida em busca de um nome e uma identidade para esse novo grupo. O sr. O. e seu amigo seguiram em busca de outros moradores para fazer parte dessa nova etapa, e seis senhores foram convidados.

A escolha dos participantes levou em consideração a musicalidade, a experiência com instrumentos e, principalmente, a vontade de tocar junto, fazer a música viva — como dizia o sr. O., "cantar as músicas da Velha Guarda". O grupo se intitulou Os Velhos Guris, porém O. não quis participar da gravação, pois achou "muito fraco" o desenvolvimento musical dos integrantes. Segundo ele, precisaríamos de mais tempo.

Ficaram muito famosos! Cantaram em programas de rádio e de televisão, deram entrevistas e se apresentaram em eventos de geriatria e gerontologia, e muitos outros. Anos depois, ganharam um prêmio de melhor projeto do Sul do Brasil, o Prêmio Inclusão Cultural da Pessoa Idosa 2010 — Edição Inezita Barroso, promovido pelo Ministério da Cultura. Surgiu uma nova oportunidade de "eternizar a voz", como dizia o sr. O. O grupo ganhou uniforme novo, sapatos de duas cores, chapéu "pralana" e gravou o segundo CD. O sr. O. se tornou o *crooner*, o cantor principal da banda. E, por meio das apresentações televisivas, reencontrou a filha, a quem fazia anos que não via.

O sr. O. permaneceu no grupo Os Velhos Guris por 17 anos. Com a musicoterapia, recordou a vida e realizou o sonho de voltar a cantar nos palcos, além de — o mais importante para ele — deixar sua voz gravada e eternizada.

Por meio da intervenção musical, os musicoterapeutas possibilitaram a criação de um caminho de autodescoberta e fortalecimento, ajudando as pessoas a encontrarem um senso renovado de propósito e significado em sua vida. É uma jornada que transcende o tratamento, envolvendo a construção de habilidades e a descoberta do potencial transformador da música para a vida cotidiana. Um senso de propósito de vida é definido por Ryff (1995) como o sentimento de que a vida de alguém é orientada por objetivos e tem direção. E ainda tem sido associado consistentemente a melhores resultados de saúde ao longo da idade adulta (McKnight e Kashdan, 2009). ■

CASO 3

O terceiro caso ilustra muito bem quanto fazer música e tocar um instrumento contribuíram para a melhora da saúde e o despertar de um novo aprendizado.

O sr. L., natural de Pernambuco, chegou na ILPI com suspeita de uma doença grave. Gostava de dançar e conhecia muitas canções, principalmente sertanejas e da região Nordeste do nosso país. De fala curta e rápida, o sr. L. participava dos encontros da musicoterapia em grupo. Certo dia, recebeu a notícia de que estava com um tumor maligno no intestino e de que o prognóstico era difícil. Sem hesitar, ele disse "sim" ao tratamento e começou a batalha. Entre dias bons e outros desafiadores e sem saber bem qual direção seu tratamento iria tomar, o sr. L. foi até a sala de musicoterapia e pediu à terapeuta que lhe ensinasse um "novo ofício". A partir desse dia, começou a estudar violão — surgia um novo propósito. A vontade era tamanha que, em três meses, aos 61 anos, ele já estava tocando um "bocadinho", como dizia. A música fez uma grande diferença na vida do sr. L., deu mais qualidade aos seus dias, e ele encontrou um objetivo para cumprir nos meses seguintes. Fazia serenatas para os funcionários da ILPI e, em muitos encontros de musicoterapia, tocou para o grupo. Com o decorrer do tratamento, o sr. L. teve um novo prognóstico, bem positivo, e resolveu viver a sua vida em outro lugar. Saiu da ILPI, levando consigo o violão, que tanto lhe trouxe alegria em momentos tão sombrios. ■

A prática do instrumento musical não é algo obrigatório em uma sessão de musicoterapia. Porém, em vários momentos, o processo terapêutico resgata a musicalidade da pessoa idosa, fazendo que desperte a vontade de aprender a tocar um novo instrumento ou mesmo retomar um que já tocava. Acredita-se que as linguagens musicais acolhem as particularidades da musicalidade do cliente, de modo a permitir tanto o desenvolvimento pessoal quanto musical (Piazzetta, 2010). Esse é o caso do sr. U., que retomou o seu instrumento musical nas sessões de musicoterapia.

CASO 4

O sr. U. chegou na ILPI com um diagnóstico dentro do espectro dos transtornos mentais. Utilizava certa quantidade de medicações e, com isso, muitas vezes ficava desconectado. Segundo informações do Serviço Social, o idoso de 64 anos era músico e tocava violão. A equipe multiprofissional se reunia toda semana para discussão de casos, e o do sr. U. foi um deles.

A grande questão foi: O que fazer para conhecer melhor esse idoso?

Em comum acordo, a equipe decidiu retirar algumas medicações e estruturar a intervenção na saúde do sr. U. Algumas semanas depois, houve melhora na interação; ele mostrou curiosidade em conhecer os espaços da instituição e, principalmente, participar das atividades terapêuticas. A musicoterapia foi, então, uma das terapias escolhidas pelo idoso.

Ao pegar o violão, o sr. U. já demonstrou sua experiência musical, utilizando harmonias mais rebuscadas e músicas mais complexas. A cada sessão, trazia sua vida contada em pequenos versos e, à medida que sua saúde se estabilizava, ele se fazia cada vez mais presente por meio da música. Uma das frases que o sr. U. utilizava era: "A música me traz presença de espírito!" Ao longo das sessões, trabalhamos os desejos, os propósitos de vida, e o sr. U. passou a fazer parte do grupo musical Os Velhos Guris. A qualidade sonora foi resgatada e, aos poucos, ele retomou o manejo do violão "como antigamente". O sr. U foi convidado a gravar o segundo CD do grupo e, o mais especial, fazendo o solo de violão. Ele deixou seu nome e sua música registrados na história do grupo e, por meio dos encontros, retomou e relembrou as canções da sua biografia musical. ■

A musicoterapia estimula a promoção de saúde em todos os momentos da vida. Entre as terapias expressivas, a musicoterapia se destaca como uma estratégia potencial para ajudar o paciente a lidar de maneira mais eficaz com a doença e com os diversos impactos que esta traz para sua vida. Isso engloba os efeitos do próprio adoecimento, do tratamento e, por fim, da realidade da incurabilidade e da fase terminal.

Segundo Ana Claudia Q. Arantes (2019), a vida vivida com dignidade, sentido e valor em todas as suas dimensões pode aceitar a morte como parte do tempo vivido assim, pleno de sentido.

CASO 5

O último caso, do sr. J., relata sua trajetória no grupo musical Os Velhos Guris e a importância de um cuidado individualizado até os últimos momentos de vida.

Quando o sr. J. chegou na ILPI, eu já estava trabalhando lá havia alguns meses. Logo fez amizade com os moradores do lar, dentre eles os participantes do grupo musical Os Velhos Guris.

J. sempre trabalhou como vendedor ambulante e gostava de comentar sobre como foi feliz dedicando-se a essa atividade. Era uma pessoa muito comunicativa. Com toda essa facilidade de comunicação, logo foi convidado para entrar no grupo, convite que foi aceito de pronto. Sempre dedicado, não tardou em decorar todas as canções. Experimentou vários instrumentos, identificou-se com o ganzá e assim seguiu sua trajetória no grupo Os Velhos Guris.

O que começou como uma grande brincadeira se transformou em um propósito em sua vida. Sua interação com os demais participantes do grupo era sempre de incentivo, elogios e parceria. O mais importante — ele estava feliz por fazer algo que nunca tinha feito na vida: tocar e cantar para as pessoas. O sr. J. permaneceu no grupo durante 12 anos e tinha uma memória musical excelente. Ele sempre dizia: "Vou deixar por escrito todas as canções que quero no dia do meu velório". Todos achavam muito engraçado. Em 2015, já em cuidados paliativos, chegou o momento da despedida do sr. J.

Uns dias antes de partir, em uma sessão de musicoterapia, ele sugeriu algumas canções que gostaria que o grupo cantasse no seu velório. E assim aconteceu. Uma das canções foi "Chalana" (Mário Zan, 1943): "E assim ela se foi/ Nem de mim se despediu..." Outro idoso que estava na despedida comentou: "Ninguém vai cantar 'Fita amarela'? Era a canção de que o J. mais gostava". E enfim todos cantaram: "Quando eu morrer/ Não quero choro nem vela/ Quero uma fita amarela/ Gravada com o nome dela" (Noel Rosa, 1933).

Passamos a chamar esses momentos de canto em grupo na capela da ILPI de "despedida musical". ■

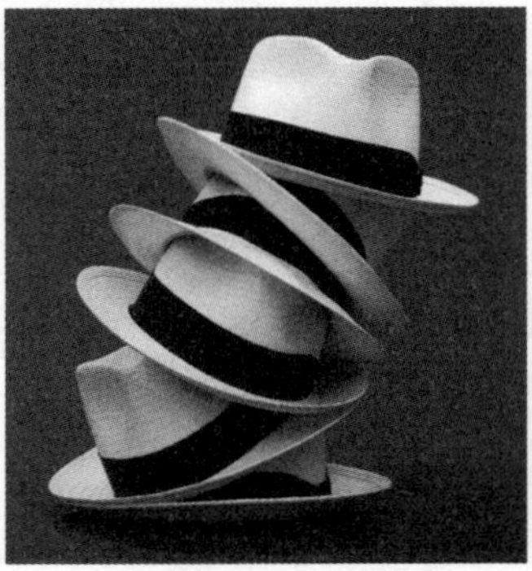

Banner do grupo Os Velhos Guris.
Fonte: Estúdio Sossella.

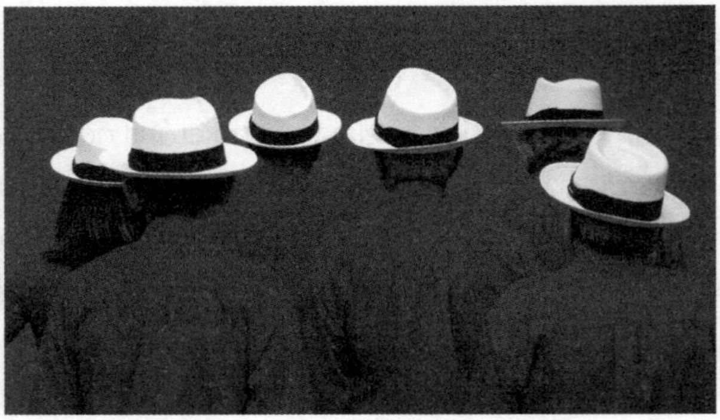

Participantes do grupo Os Velhos Guris (2010).
Fonte: Estúdio Sossella.

O GRUPO MUSICAL OS VELHOS GURIS

Cabe aqui uma descrição do grupo musical Os Velhos Guris, pois a maioria dos casos relatados é de participantes desse grupo.

O projeto Os Velhos Guris nasceu em 2003 a partir de um grupo de idosos moradores de uma ILPI. O objetivo principal era fazer música juntos, aproveitar o tempo de encontro para contar histórias e resgatar canções ligadas a elas. Esse grupo teve muitas formações, cerca de nove. A cada mudança de participantes, o repertório também era influenciado por eles. O projeto funcionou durante 18 anos, com a supervisão de uma musicoterapeuta. Foi um grupo que deu muito certo, pois o objetivo principal era resgatar a musicalidade de cada idoso. Durante todos esses anos, o grupo ganhou visibilidade dentro das atividades de musicoterapia e gerontologia, tornando-se uma referência de trabalho com idosos da cidade de Curitiba, no Paraná. As atividades do grupo foram encerradas em 2020.

CONSIDERAÇÕES FINAIS

A musicoterapia é uma grande ferramenta na promoção do bem-estar e na melhoria da qualidade de vida durante o processo de envelhecimento. Nesse contexto, a finalidade da musicoterapia é proporcionar uma conexão com as experiências passadas e presentes das pessoas idosas por meio da música. Ela desperta emoções, estimula a interação social e resgata memórias, trazendo renovação de significado e propósito de vida.

Além disso, essa prática clínica disponibiliza um ambiente de expressão e comunicação não verbal, o que é especialmente valioso nessa etapa da vida, em que a pessoa pode enfrentar dificuldades de comunicação de modo geral.

Atendimentos regulares da musicoterapia no cotidiano das pessoas idosas não apenas estimulam a mente, mas também têm efeito positivo na saúde mental, emocional e até mesmo física. Essa abordagem reduz a inatividade, melhora o humor, promove a criatividade e estimula a cognição e a produção.

Assim, a musicoterapia se revela como terapia eficaz na jornada das pessoas idosas. Ela estimula e nutre o propósito de vida, resgata as experiências e fortalece o senso de identidade, contribuindo significativamente para uma melhor qualidade de vida e tornando a pessoa idosa protagonista da sua história.

REFERÊNCIAS

ARANTES, A. C. Q. *A morte é um dia que vale a pena viver*. Rio de Janeiro: Sextante, 2019.

BARCELLOS, L. R. M. "O paciente como narrador musical de sua[s] história[s] em musicoterapia". *Cadernos da Pós-Graduação*, Instituto de Artes/Unicamp, Campinas, ano 8, v. 8, n. 1, p. 187-195, 2006.

______. *Quaternos de musicoterapia e coda*. Dallas: Barcelona Publishers, 2016.

BENENZON, R. *Teoria da musicoterapia — Contribuição ao conhecimento do contexto não-verbal*. São Paulo: Summus, 1988.

BRUSCIA, K. E. "Definindo musicoterapia". 3. ed. Dallas: Barcelona Publishers, 2016. Disponível em: https://conexao.ufrj.br/2023/12/musica-para-curar-mente-e-corpo/. Acesso em: 24 abr. 2024.

MAGEE, W. L. "Música para curar mente e corpo", 2023. Disponível em: https://conexao.ufrj.br/2023/12/musica-para-curar-mente-e-corpo/. Acesso em: 24 abr. 2024.

MCKNIGHT, P. E.; KASHDAN, T. B. "Purpose in life as a system that creates and sustains health and well-being: an integrative, testable theory". *Review of General Psychology*, v. 13, n. 3, p. 242-251, 2009. Disponível em: https://doi.org/10.1037/a0017152. Acesso em: 24 abr. 2024.

PIAZZETTA, C. M. "Musicalidade, cognição e estética: realidades da clínica musicoterápica". *Brazilian Journal of Music Therapy*, n. 10, 2010. Disponível em: https://musicoterapia.revistademusicoterapia.mus.br/index.php/rbmt/article/view/284. Acesso em: 24 abr. 2024.

RYFF, C. D. "Psychological well-beng in adult life". *Current Directions in Psychological Science*, v. 4, p. 99-104, 1995.

SACKS, O. *Alucinações musicais, relatos sobre música e cérebro*. São Paulo: Companhia das Letras, 2007.

SCARPATO, A. T. "Transferência somática: a dinâmica formativa do vínculo terapêutico". *Revista Hermes do Instituto Sedes Sapientiae*, São Paulo, v. 6, p. 107-123, 2001.

UBAM — UNIÃO BRASILEIRA DAS ASSOCIAÇÕES DE MUSICOTERAPIA, "Definição Brasileira de Musicoterapia", *Jornal de Notícias*, 6 dez. 2018. Disponível em: https://ubammusicoterapia.com.br/definicao-brasileira-de-musicoterapia/. Acesso em: 24 abr. 2024.

PARTE 3

PROPÓSITO DE VIDA DA PESSOA IDOSA EM DIFERENTES CONTEXTOS

Os critérios da avaliação da idade, da juventude ou da velhice, não podem ser os do calendário. [...] Somos moços ou velhos muito mais em função da vivacidade, da esperança com que estamos sempre prontos a começar tudo de novo e se o que fizemos continua a encarnar sonho nosso.

Paulo Freire, *À sombra desta mangueira*

7. COMUNIDADES E INSTITUIÇÕES DE LONGA PERMANÊNCIA PARA IDOSOS (ILPIs)

Cristina Cristovão Ribeiro
Jéssica Ketelin Marques da Silva
Rubens Guimarães Mendonça

Desejo que você sendo jovem não amadureça depressa demais,
e que sendo maduro não insista em rejuvenescer,
e que sendo velho não se dedique a desesperar.
Porque cada idade tem o seu prazer e a sua dor e é preciso deixar que eles escorram dentro de nós.
Sérgio Jockymann, "Os votos"

Envelhecer é uma realidade, e por trás desse processo de envelhecimento existem vários fatores que contribuem para melhor qualidade de vida e bem-estar. Entre eles, encontram-se os aspectos sociais e culturais (Sá, J. *et al.*, 2017).

A participação social em grupos — de amigos, de exercícios, de voluntariado e religiosos, entre outros — implica aspectos físicos, emocionais e comportamentais. Essa interação com diversos tipos de ambiente melhora a qualidade de vida das pessoas idosas, pois o ato de se envolver socialmente acaba ocasionando um sentimento de pertencimento (Marques, Scheneider e D'Orsi, 2016).

O envolvimento nas diversas atividades das comunidades, como festividades, reuniões ou até mesmo passeios, leva a desfrutar da companhia de outros idosos, diminuindo, assim, a sensação de solidão (Willig, Lenardt e Caldas, 2015).

Ademais, grande parte das pessoas idosas vive em comunidades, sendo estas passíveis de intervenções locais por frequentemente compartilharem metas e objetivos adequados à sua cultura (OMS, 2005).

DIFERENTES TIPOS DE COMUNIDADES PARA PESSOAS IDOSAS

No que se refere aos serviços disponibilizados por organizações governamentais e não governamentais e instituições que são vias de acesso para as comunidades, hoje temos alguns programas que são referência, como os Centros de Convivência para Idosos (CCIs), os Centros-Dia, programas habitacionais, programa Universidade Aberta à Terceira Idade e Instituições de Longa Permanência para Idosos (ILPIs) (Paraná, 2020; Brasil, 1994).

Os CCIs são espaços garantidos pela Política Nacional do Idoso (Brasil, 1994) e pelo Estatuto da Pessoa Idosa (Brasil, 2003). Têm por objetivo contribuir para a promoção da saúde, o envelhecimento saudável e a manutenção da capacidade funcional por meio da oferta e do desenvolvimento de atividades culturais, esportivas, educacionais e de lazer (Brasil, 2003).

Os Centros-Dia foram criados com a proposta de disponibilizar atendimento multiprofissional a pessoas idosas fragilizadas, com algum grau de dependência para realizar as atividades básicas de vida diária. Trata-se de um serviço diurno e de curta permanência, um espaço que tem como objetivos oferecer proteção e cuidados de assistência à saúde, evitar o isolamento social e a institucionalização, estimular e preservar a autonomia e a independência, incentivar e fortalecer os vínculos e a permanência do idoso junto à família e à comunidade. Apesar de previstas na Política Nacional do Idoso, em grande parte do Brasil não existem instituições públicas para idosos; o mais comum é que sejam de caráter particular (Oliveira e Silva, 2020).

Os programas habitacionais voltados à população idosa, sejam de caráter público, sejam subsidiados com recursos públicos, viabilizam acesso e condições dignas de moradia e contam, em sua maioria, com uma estrutura adaptada e de acessibilidade, além de possuir diversos espaços de uso comum, proporcionando um ambiente de convivência e buscando atender às necessidades de saúde dos moradores (Kunst *et al.*, 2021).

O programa Universidade Aberta à Terceira Idade, presente em várias instituições de ensino superior, é voltado para a formação continuada da população acima de 60 anos. Contribui para o fortalecimento da cidadania e enfatiza o direito à educação, com o intuito de promover a integração social entre diferentes faixas etárias por meio de oficinas e programas educativos, esportivos e culturais. Desse modo, possibilita que a pessoa idosa adquira novos conhecimentos, uma melhor convivência em grupos e a consolidação de relações interpessoais (Adamo *et al.*, 2017).

As Instituições de Longa Permanência para Idosos (ILPIs) serão abordadas ao final deste capítulo.

Os diferentes tipos de comunidades trazem consigo variados contextos e significados. Percebe-se "comunidade" como um ambiente que promove bem-estar, interação social, saúde, segurança, educação, lazer, cultura, transmitindo uma sensação de ser e pertencer. A vida nas comunidades não é somente sobre compartilhar um território, mas também — e principalmente — compartilhar histórias, valores, propósitos de vida, experiências, vínculos, emoções. É com esse sentimento de pertencimento que, em algumas situações, as comunidades ajudam os seus integrantes na prevenção de emoções negativas (Ximenes *et al.*, 2019).

COMUNIDADES E ENVELHECIMENTO ATIVO

Cada vez mais, observamos a importância da implementação de políticas públicas que assegurem o envelhecimento ativo da população idosa, bem como o fortalecimento das redes de convivência. A compreensão de saúde vai além da noção de evitar ou tratar doenças e está profundamente relacionada com independência, autonomia e funcionalidade[1] (Torres *et al.*, 2020; Brasil, 2021).

À medida que o envelhecimento populacional avança, crescem os desafios de oferecer cuidados e atenção à saúde. Os governos e as sociedades estão sempre em busca de estratégias e alternativas para promover o

1. Vale retomar a definição dos conceitos mencionados: **Independência**: capacidade de um indivíduo de realizar algo por si próprio, sem a ajuda de outra pessoa. **Autonomia**: liberdade de escolha, autodeterminação; capacidade de comandar ações e seguir as próprias regras. **Funcionalidade**: habilidade de cuidar de si mesmo e desempenhar as tarefas do dia a dia de maneira independente no meio em que vive (Brasil, 2021).

envelhecimento ativo e saudável e prevenir a perda da capacidade funcional (Paraná, 2018).

A busca pelo envelhecimento ativo passa pelo processo de otimização das oportunidades de saúde, segurança e participação social, podendo resultar em maior longevidade. Nesse sentido, a avaliação da capacidade funcional auxilia na detecção de problemas e na elaboração de planos de cuidados. A diminuição da capacidade funcional causa limitações e declínios, dificultando a realização das atividades cotidianas e o desempenho dos papéis sociais (Azevêdo, Silva Jr. e Eulálio, 2022).

As comunidades se tornam aliadas no desenvolvimento dessas ações de saúde e melhora da qualidade de vida, pois são de interesse público: pessoas idosas ativas ajudam a inspirar e a contribuir para mudanças de paradigma. Evidencia-se que a educação em saúde é uma ferramenta necessária por possibilitar saberes para a prevenção e a redução de agravos (Sá *et al.*, 2019).

ESTUDOS SOBRE PROPÓSITO DE VIDA EM COMUNIDADES

Gradativamente, encontramos pesquisas que ressaltam a importância da temática do bem-estar psicológico e sua variável propósito de vida (PV) (Kikuchi, Aguiar e Dedicação, 2019). Conforme sugere em seus achados o estudo de PV e desempenho de atividades avançadas de vida diária (AAVD) em idosos mais velhos, "PV mais elevado pode associar-se a maior envolvimento com atividades complexas realizadas na comunidade" (Ribeiro *et al.*, 2022, p. 9).

Estudos empíricos vêm demonstrando que, para conhecer verdadeiramente a pessoa idosa, faz-se necessário conhecê-la em sua complexidade e em todos os seus aspectos biopsicossociais. Somente desse modo é possível ter uma compreensão melhor da relação entre os sintomas físicos e o bem-estar psicológico (Kikuchi, Aguiar e Dedicação, 2019; Filha *et al.*, 2023).

Isso pôde ser observado por Ibrahim e Dahlan (2015) em um estudo comparativo transversal que avaliou 594 pessoas idosas da península da

Malásia, que viviam na comunidade e em instituições do governo. Seus resultados demonstraram que os idosos da comunidade obtiveram melhor pontuação na avaliação de PV em comparação com aqueles moradores das instituições governamentais. De fato, por questões de segurança, idosos institucionalizados não podem sair na hora que querem ou sem acompanhamento, diferentemente dos idosos da comunidade, que têm autonomia e se envolvem mais com atividades ocupacionais, podendo se deslocar, participar de eventos, fazer novos amigos e inclusive iniciar um relacionamento afetivo.

Boyle, Buchman e Bennett (2010), ao estudar idosos das comunidades residentes na região metropolitana de Chicago, que participavam do Memory and Aging Project[2], avaliaram o PV dos participantes sem demências e constataram que um PV alto diminui o risco de adquirir incapacidade incidente, evitando danos na mobilidade e maiores dificuldades ao realizar atividades básicas e instrumentais.

Em outro estudo, Yu *et al.* (2015), também pesquisadores do Memory and Aging Project, analisaram a hipótese de que um maior PV esteja associado a um menor risco de infartos cerebrais. Para esse estudo, os participantes foram acompanhados por cinco anos, durante os quais foram realizados testes e exames periódicos para avaliar e documentar o PV. Além disso, quando morreram, esses idosos foram submetidos a exames neuropatológicos e autópsia, que confirmaram que ter um PV de fato reduz a probabilidade de infartos macroscópios subcorticais. Desse modo, concluiu-se que o PV é um fator de proteção contra casos de infarto e de acidente vascular cerebral (AVC).

Um estudo transversal realizado por Sano e Kyougoku (2016) em 11 centros de atendimento diurno para pessoas idosas no Japão avaliou 281 idosos e teve como objetivo principal "demonstrar a relação estrutural entre motivo de realização e propósito de vida, participação social e desempenho de papel entre idosos residentes na comunidade". Denotou que o

2. O Memory and Aging Project, da Rush University (Chicago, Estados Unidos) é um grande estudo longitudinal de coorte clínico-patológico de condições crônicas associadas ao envelhecimento, com ênfase no declínio das funções cognitivas e motoras e no risco de doença de Alzheimer.

desempenho de papel e a participação social causam impacto positivo no PV, visto que a realização de atividades significativas para si próprio e para a sociedade faz que os indivíduos se sintam essenciais e indispensáveis na assistência ao próximo.

RELATO DE EXPERIÊNCIA

AVALIAÇÃO DO PROPÓSITO DE VIDA EM UM CENTRO DE CONVIVÊNCIA PARA IDOSOS

Jéssica Ketelin Marques da Silva

Em 2022, com o trabalho de conclusão de curso (TCC), foi realizada uma pesquisa de campo em um Centro de Convivência para Idosos (CCI), que teve como objetivo verificar a relação entre os hábitos de vida, o propósito de vida (PV) e a funcionalidade. Nessa pesquisa, tive a grande oportunidade de avaliar 100 pessoas idosas, o que posso dizer que foi uma experiência prazerosa. É muito comum que estudantes de graduação apresentem dificuldades com a escrita do TCC, e muitos acabam sofrendo por não terem escolhido um tema de que realmente gostem ou com o qual tenham afinidade. Não foi o meu caso. Eu estava feliz com a escolha do tema, da metodologia e, principalmente, da orientadora.

As avaliações ocorreram em uma sala disponibilizada pelo centro. Esse espaço humanizado fez toda a diferença, pois ao entrar na sala os participantes já se sentiam acolhidos. Utilizamos a Escala de Propósito de Vida com dez itens, originada da pesquisadora americana Carol Ryff, traduzida e validada para uso no Brasil por Ribeiro, Neri e Yassuda (2018).

Os sujeitos da pesquisa classificavam seu grau de concordância com cada afirmação em uma escala Likert de cinco pontos, que consistia em: não concordo de jeito nenhum (1); concordo pouco (2); concordância moderada (3); concordo muito (4); concordo muitíssimo (5). A escala de PV faz refletir sobre o tempo passado, presente e futuro. Como avaliadora, observei, senti, refleti e pude perceber que os idosos, mesmo após a resposta objetiva, queriam se explicar e compartilhar suas vivências. Para conseguir realizar as avaliações, frequentei o CCI tanto no período da manhã quanto no da tarde, e foi incrível ver o propósito, o brilho nos olhos, a solidariedade e a disposição em participar e me ajudar na pesquisa.

Esse espaço fica localizado em uma cidade de tríplice fronteira, então foram avaliadas pessoas de diferentes culturas, religiosidades, nacionalidades, contextos socioeconômicos e condições de saúde. Apesar de suas limitações físicas e dos diagnósticos de doenças crônicas, esses idosos faziam questão de estar ali, de maneira voluntária. Relataram que percebiam o CCI como sua segunda casa, pois naquele lugar encontravam amigos que as escutavam, com quem podiam conversar, compartilhar suas vivências, sem serem julgadas e sem sofrer nenhum tipo de preconceito. Esse CCI disponibiliza, de maneira gratuita, diversos tipos de atividades para as pessoas idosas da comunidade, como prática de ginástica coletiva, pilates, aulas de dança, coral, artesanato, atividades de alfabetização e cultura.

De acordo com os resultados da pesquisa, os 100 idosos avaliados apresentaram nível alto de PV e bons hábitos, como baixo consumo de álcool e cigarro (Silva *et al.*, 2022). O estudo demonstrou que a participação em atividades significativas e a convivência com pessoas que possuem os mesmos objetivos mantêm e melhoram o PV. ■

INSTITUIÇÃO DE LONGA PERMANÊNCIA PARA IDOSOS (ILPI)

Os relatos sobre instituições para pessoas idosas são antigos. O primeiro asilo para idosos de que se tem registro foi fundado pelo papa Pelágio II (520-590), que transformou sua própria casa em um hospital para velhos (Pollo e Assis, 2008).

No Brasil, na época colonial, o conde de Resende defendeu que soldados velhos mereciam uma velhice digna e descansada, e então, em 1794, no Rio de Janeiro, começou a funcionar a Casa dos Inválidos, como reconhecimento somente àqueles que prestaram serviço à pátria, para que tivessem uma velhice tranquila (Pollo e Assis, 2008). Já o Asilo São Luiz para a Velhice Desamparada, criado em 1890, diferentemente do anterior, foi a primeira instituição geral para idosos no Rio de Janeiro, dando mais visibilidade à velhice (Groisman, 1999). Quando da inexistência de instituições específicas para idosos, estes eram abrigados em asilos de mendicidade, junto com outros pobres, doentes mentais e desempregados. Em 1964, a Santa Casa de Misericórdia de São Paulo dava assistência a mendigos e, devido ao aumento constante de internações para idosos, passou a ser definida como instituição gerontológica (Pollo e Assis, 2008).

Com o avançar da idade, cada um com seus hábitos praticados durante toda a vida, é natural que ocorram alterações biopsicossociais que podem afetar diretamente a saúde da pessoa idosa, comprometendo a capacidade física e mental no desempenhar de determinadas atividades de vida diária. Possíveis consequências são as deficiências e limitações na realização do autocuidado, fazendo-se necessária a ajuda, principalmente dos familiares (Oliveira e Rozendo, 2014). Entretanto, mediante as transformações ocorridas na sociedade, como a inserção da mulher no mercado de trabalho e o número menor de filhos, essas atribuições vêm deixando de ser um domínio exclusivo da esfera familiar, sendo atendidas por organizações alheias à família (Oliveira e Rozendo, 2014).

A família tem importância central na vida e na manutenção do bem-estar da pessoa idosa. Porém o convívio entre gerações pode gerar conflitos e problemas de relacionamento, que tendem a se agravar quando os membros da família não são capazes de compreender o comportamento dos idosos ou quando não conseguem desempenhar a função de cuidadores (Alves-Silva, Scorsolini-Comin e Santos, 2013).

Em decorrência do aumento da longevidade da população, somado aos dilemas muitas vezes enfrentados — tais como as dificuldades socioeconômicas e culturais que envolvem as pessoas idosas e seus familiares e/ou cuidadores, o comprometimento da saúde, a ausência de pessoas cuidadoras ou até mesmo a falta de suporte do Estado e de organizações comunitárias para cuidar do familiar idoso no domicílio, além de conflitos familiares —, cresce a demanda por Instituições de Longa Permanência para Idosos (ILPIs) (Oliveira e Rozendo, 2014). O termo foi adotado pela Sociedade Brasileira de Geriatria e Gerontologia (SBGG) (Costa e Mercadante, 2013) em substituição àquele mais consagrado, asilo, que não é apropriado para descrever esses espaços sociais, uma vez que carrega sentidos socialmente depreciativos relacionados ao abandono, à pobreza e a condições precárias de saúde e higiene, o que perpassa a construção e a reprodução de mitos, estigmas e estereótipos relacionados a essas instituições (Christophe e Camarano, 2010).

As ILPIs têm como objetivo acolher e cuidar das pessoas idosas, possibilitando a convivência com grupos da mesma faixa etária, já que muitas vezes desempenham as funções de cuidado que, por diferentes motivos, não são desempenhadas pelos familiares (Sartori *et al.*, 2022). Elas representam um lar, um espaço de acolhimento, de descanso, local de muitas histórias e lembranças compartilhadas. Algumas pessoas idosas, mesmo que tenham uma família, podem optar por viver numa ILPI por receio de se tornarem um fardo ou sentirem, devido aos seus agravos de saúde, que de fato necessitam cuidados e companhia formal, mais específica e qualificada (Fluetti *et al.*, 2018).

As ILPIs, que podem ser governamentais ou não, são normatizadas em todo o Brasil, por meio da Resolução de Diretoria Colegiada (RDC) nº 502, de 27 de maio de 2021, sendo destinadas ao domicílio coletivo de pessoas com idade igual ou superior a 60 anos, com ou sem suporte familiar, em condições de liberdade, dignidade e cidadania (Anvisa, 2021).

RELATO DE EXPERIÊNCIA

PROPÓSITO DE VIDA EM INSTITUIÇÃO DE LONGA PERMANÊNCIA PARA IDOSOS

Rubens Guimarães Mendonça

Trago, neste momento da leitura, meu relato de experiência como responsável técnico da fisioterapia de uma Instituição de Longa Permanência para Idosos (ILPI) filantrópica do estado do Rio de Janeiro, e também à frente como coordenador da Câmara Técnica de Gerontologia (gestões 2019-2023 e 2023-2027) do Conselho Regional de Fisioterapia e Terapia Ocupacional da 2ª Região (Crefito-2).

Foi pensando na necessidade de incentivo a múltiplos estímulos para melhorar a funcionalidade das pessoas idosas institucionalizadas que, em 2021, a Crefito-2 elaborou um parecer para tratar da atuação de fisioterapeutas e terapeutas ocupacionais em ILIPs. Além desse aspecto, no dia a dia de trabalho, por meio da escuta ativa, também observo os aspectos mais profundos, envolvendo as percepções e os sentimentos das pessoas idosas institucionalizadas, como solidão, falta de perspectiva para o amanhã, sentimento de "estar à beira do fim do túnel" (conforme relatos de algumas delas), entre outros, ligados a propósito de vida (PV), que precisam seriamente de atenção e intervenção da equipe multidisciplinar da instituição.

Será que a liberdade, a dignidade e a cidadania mencionadas na RDC nº 502 são de fato exercitadas nas ILPI?

Diante disso, pensar na impossibilidade que a pessoa idosa tem, muitas vezes, de tomar uma decisão plena de autonomia e liberdade, sendo forçada a aceitar situações impostas por familiares, pode ser deletério ao sentido da vida desse indivíduo, especialmente quando essa imposição é pela institucionalização, sem ao menos procurar saber e perguntar qual o real desejo e vontade dessa pessoa idosa, e como ela encara a possibilidade de residir numa ILPI (Miranda *et al.*, 2020). Vale a reflexão.

O conceito de bem-estar psicológico pode ser estabelecido a partir da forma como as pessoas avaliam sua própria qualidade de vida (Ribeiro, Neri e Yassuda, 2020). Esse bem-estar psicológico pode ser afetado por dificuldades, fatores biológicos e sociais, e é constituído por seis dimensões, sendo elas: PV; autoaceitação; crescimento pessoal; autonomia; domínio sobre o ambiente e relações positivas com os outros (Ryff, 2013).

O PV refere-se ao entendimento de que a vida tem sentido e direção, e de que as metas estão sendo alcançadas (Silva *et al.*, 2022). Pessoas idosas com níveis altos de PV apresentam menor risco de adquirir doenças; o PV pode ajudar na manutenção das atividades básicas e sociais, mas pode diminuir em idades mais avançadas (Santos *et al.*, 2019). Entre os principais fatores que influenciam o estado de saúde e o bem-estar de pessoas idosas institucionalizadas estão o abandono por parte dos familiares, dificuldades de convívio social com os demais residentes, limitações físicas e ausência de autonomia para a realização de seus interesses pessoais, gerando consequências como depressão, dependência funcional e solidão, entre outras (Ferreira *et al.*, 2020; Rodriguez-Blazquez *et al.*, 2012). Esses achados apontam para a necessidade de implementar intervenções voltadas a melhorar a saúde e o bem-estar de pessoas idosas (Rodriguez-Blazquez *et al.*, 2012).

Infelizmente, ainda existe uma lacuna de conhecimentos sobre o PV em pessoas idosas institucionalizadas, sendo, portanto, uma área que precisa de atenção dos pesquisadores. Entretanto, é importante ressaltar, até mesmo para uma mudança de paradigma e um combate a mitos sobre a institucionalização, que quando a pessoa idosa é inserida em uma ILPI que lhe proporciona atividades rotineiras em grupo, a instituição contribui satisfatoriamente para a melhora do estado psíquico dessa pessoa, elevando assim seu nível de satisfação com a vida (Ferreira *et al.*, 2020).

Finalizo este capítulo com o relato de um caso bem positivo, que demonstra como a ocupação de uma pessoa idosa residente em ILPI pode gerar PV.

É o caso da sra. O., de 82 anos, viúva, natural de Minas Gerais, que reside há mais de cinco anos em uma ILPI filantrópica, no estado do Rio de Janeiro. A sra. O. é prestativa, lúcida, realiza as atividades de vida diária com total independência e deambula sem auxílio. Participa todos os dias, desde o início da manhã, fazendo serviço na cozinha, contribuindo de modo voluntário na lavagem e no corte dos legumes para o almoço, além de separar os talheres e colocá-los nas mesas de todas as residentes, no refeitório. Ela relata que isso a faz se sentir muito bem, um sentimento de continuar sendo útil para as pessoas e se sentir viva, por isso segue a mesma rotina diariamente, a partir das 6 horas da manhã. ■

Esse é apenas um caso entre os inúmeros relatos de pessoas idosas residentes nas ILPI — nem sempre positivos, pois existem também muitos relatos de percepções negativas em relação à própria vida, vindos de idosos com propósitos amortecidos ou esquecidos. Seja qual for a percepção da pessoa idosa, ela merece ter a atenção da equipe multidisciplinar, que deve ser capaz de ouvir e registrar cuidadosamente suas histórias/biografias de vida, a fim de identificar e tentar resgatar esses propósitos.

Nosso desejo é que este capítulo sirva de incentivo para produções científicas em todo o Brasil sobre a temática do propósito de vida em pessoas idosas nas diversas modalidades de atendimento, e que, com base nela, sejam realizadas melhores abordagens e intervenções.

REFERÊNCIAS

Adamo, C. E. et al. "Universidade aberta para a terceira idade: o impacto da educação continuada na qualidade de vida dos idosos". *Revista Brasileira de Geriatria e Gerontologia*, v. 20, n. 4, p. 545-555, 2017. Disponível em: https://doi.org/10.1590/1981-22562017020.160192. Acesso em: 08 abr. 2024.

Alves-Silva, J. D.; Scorsolini-Comin, F.; Santos, M. A. dos. "Idosos em instituições de longa permanência: desenvolvimento, condições de vida e saúde". *Psicologia — Reflexão e Crítica*, v. 26, n. 4, p. 820-830, 2013. Disponível em: https://www.scielo.br/j/prc/a/qqS5Cdp9JcWBgW4Q84MDwsD/?format=pdf&lang=pt. Acesso em: 08 abr. 2024.

Anvisa — Agência Nacional de Vigilância Sanitária. Resolução da Diretoria Colegiada RDC nº 502, de 27 de maio de 2021. Aprova o regulamento técnico que define normas de funcionamento para Instituições de Longa Permanência para Idosos. Diário Oficial da União, Brasília. 2021. Disponível em: https://bvsms.saude.gov.br/bvs/saudelegis/anvisa/2020/rdc0502_27_05_2021.pdf. Acesso em: 08 abr. 2024.

Azevêdo, A. L. M. D.; Silva Júnior, E. G. D.; Eulálio, M. D. C. "Projetos pessoais de idosos a partir de uma política pública de moradia". *Psicologia — Ciência e Profissão*, v. 42, e234922, p. 1-17, 2022. Disponível em: https://doi.org/10.1590/1982-3703003234922. Acesso em: 08 abr. 2024.

Boyle, P. A.; Buchman, A. S.; Bennett, D. A. "Purpose in life is associated with a reduced risk of incident disability among community-dwelling older persons". *The American Journal of Geriatric Psychiatry*, v. 18, n. 12, p. 1093-1102, 2010. Disponível em: https://doi.org/10.1097/JGP.0b013e3181d6c259. Acesso em: 08 abr. 2024.

Brasil. Lei nº 8.842, de 4 de janeiro de 1994. Dispõe sobre a Política Nacional do Idoso, cria o Conselho Nacional do Idoso e dá outras providências. Diário Oficial da União: Capítulo IV Das Ações Governamentais, Brasília, DF, 4 jan. 1994. Disponível em: https://www.planalto.gov.br/ccivil_03/leis/l8842.htm. Acesso em: 08 abr. 2024.

______. Ministério da Saúde. Secretaria de Atenção Especializada à Saúde, Departamento de Atenção Especializada e Temática. *Guia de atenção reabilitação à pessoa idosa*. Brasília: Ministério da Saúde, 2021. Disponível em: https://bvsms.saude.gov.br/bvs/publicacoes/guia_atencao_reabilitacao_pessoa_idosa.pdf. Acesso em: 08 abr. 2024.

______. Lei nº 10.741, de 1º de outubro de 2003. Dispõe sobre o Estatuto da Pessoa Idosa e dá outras providências. Diário Oficial da União: seção 1, Brasília, DF, 3 out. 2003. Disponível em: https://www.planalto.gov.br/ccivil_03/leis/2003/l10.741.htm. Acesso em: 08 abr. 2024.

Christophe, M.; Camarano, A. A. "Dos asilos às instituições de longa permanência: uma história de mitos e preconceitos". In: Camarano, A. A. (org.). *Cuidados de longa duração para a população idosa — Um novo risco social a ser assumido?* Rio de Janeiro: Fundação Instituto de Pesquisa Econômica Aplicada, 2010, p. 145-162. Disponível em: https://edisciplinas.usp.br/pluginfile.php/445958/mod_resource/content/1/Cuidados_de_Longa_Duracao_para_a_pessoa_idosa.pdf. Acesso em: 08 abr. 2024.

COSTA, M. C. N. DE S.; MERCADANTE, E. F. "O idoso residente em ILPI (Instituição de Longa Permanência do Idoso) e o que isso representa para o sujeito idoso". *Revista Kairós-Gerontologia*, v. 16, n. 1, p. 209-222, 2013. Disponível em: https://revistas.pucsp.br/index.php/kairos/article/view/17641/13138. Acesso em: 08 abr. 2024.

CREFITO-2 — CONSELHO REGIONAL DE FISIOTERAPIA E TERAPIA OCUPACIONAL DA 2ª REGIÃO. Parecer Técnico Crefito-2 nº 008, de 31 de maio de 2021. Atuação do fisioterapeuta e do terapeuta ocupacional nas Instituições de Longa Permanência de Idosos no estado do Rio de Janeiro. Disponível em: https://www.crefito2.gov.br/home_profissional/transparencia/normativas_crefito2/4298. Acesso em: 08 abr. 2024.

FERREIRA, J. C. R. et al. "Níveis de bem-estar subjetivo em idosos asilados". *Psicologia para América Latina*, n. 34, p. 195-205, 2020. Disponível em http://pepsic.bvsalud.org/scielo.php?script=sci_arttext&pid=S1870-350X2020000200010&lng=pt&nrm=iso. Acesso em: 08 abr. 2024.

FILHA, C. D. S. et al. "Percepções e desafios dos cuidadores de idosos em uma instituição de longa permanência". *Revista Eletrônica Acervo Saúde*, v. 23, n. 4, e11818, p. 1-10, 2023. Disponível em: https://doi.org/10.25248/reas.e11818.2023. Acesso em: 08 abr. 2024.

FLUETTI, M. T. et al. "The frailty syndrome in institutionalized elderly persons". *Revista Brasileira de Geriatria e Gerontologia*, v. 21, n. 1, p. 60-69, 2018. Disponível em: https://www.scielo.br/j/rbgg/a/dQ8FsRKJBkLVD8N4HYcSCKN/?lang=en. Acesso em: 08 abr. 2024.

GROISMAN, D. "Asilos de Velhos: passado e presente". *Estudos Interdisciplinares sobre o Envelhecimento*, Porto Alegre, v. 2, p. 67-87, 1999. Disponível em: https://seer.ufrgs.br/index.php/RevEnvelhecer/article/view/5476. Acesso em: 08 abr. 2024.

IBRAHIM, S. A. S.; DAHLAN, A. "Engagement in occupational activities and purpose in life amongst older people in the community and institutions". *Procedia-Social and Behavioral Sciences*, v. 202, p. 263-272, 2015. Disponível em: https://www.sciencedirect.com/science/article/pii/S1877042815048788. Acesso em: 08 abr. 2024.

KIKUCHI, L. S. K.; AGUIAR, A. C. P. DE O.; DEDICAÇÃO, A. C. "A relação entre os mecanismos que influenciam o propósito de vida e seus impactos na longevidade em idosos com mais de 80 anos". *Revista Kairós-Gerontologia*, v. 22, n. 2, p. 521-534, 2019. Disponível em: https://revistas.pucsp.br/index.php/kairos/article/view/47084/31442. Acesso em: 08 abr. 2024.

KUNST, M. H.; BRANDÃO, J. (ZECA); PAIVA, M. M. B.; VILLAROUCO, V. "Análise das dimensões dos espaços de um conjunto habitacional para idosos". *Revista Projetar — Projeto e Percepção do Ambiente*, Natal, v. 6, n. 1, p. 85-99, 2021. Disponível em: https://periodicos.ufrn.br/revprojetar/article/view/21650. Acesso em: 08 abr. 2024.

MARQUES, L. P.; SCHNEIDER, I. J. C.; D'ORSI, E. "Qualidade de vida e a associação com trabalho, Internet, participação em grupos e atividade física em idosos do Estudo EpiFloripa, Florianópolis, Santa Catarina, Brasil". *Cadernos de Saúde Pública*, Rio de Janeiro, v. 32, n. 12, 2016. Disponível em: https://www.scielosp.org/article/csp/2016.v32n12/e00143615/. Acesso em: 08 abr. 2024.

MIRANDA, R. de C. N. A. et al. "Meaning of life and spirituality in institutionalized elderly". *Research, Society and Development*, v. 9, n. 6, p. e72962799, 2020. Disponível em: https://rsdjournal.org/index.php/rsd/article/view/2799. Acesso em: 08 abr. 2024.

Oliveira, J. M. De.; Rozendo, C. A. "Instituição de Longa Permanência para Idosos: um lugar de cuidado para quem não tem opção?" *Revista Brasileira de Enfermagem*, v. 67, n. 5, p. 773--779, 2014. Disponível em: https://pesquisa.bvsalud.org/portal/resource/pt/lil-731205. Acesso em: 08 abr. 2024.

Oliveira, W. S.; Silva, T. B. L. da. "Centro-dia para Idosos: afeto positivo como potência de ação e de fortalecimento de vínculos". *Revista Kairós-Gerontologia*, v. 22, n. 4, p. 141-159, 2020. Disponível em: https://revistas.pucsp.br/index.php/kairos/article/view/47854. Acesso em: 08 abr. 2024.

OMS — Organização Mundial Da Saúde. *Envelhecimento ativo — Uma política de saúde*. Trad. Suzana Gontijo. Brasília: Organização Pan-Americana da Saúde, 2005. Disponível em: https://bvsms.saude.gov.br/bvs/publicacoes/envelhecimento_ativo.pdf. Acesso em: 08 abr. 2024.

Paraná. Conselho Estadual dos Direitos do Idoso do Paraná CEDI-PR. *Plano dos direitos da pessoa idosa do estado do Paraná: 2020-2023*. Curitiba: Secretaria de Estado da Justiça, Família e Trabalho, 2020. Disponível em: https://www.cedipi.pr.gov.br/sites/cedi/arquivos_restritos/files/documento/2022-05/2o._plano_estadual_pessoa_idosa_web.pdf. Acesso em: 08 abr. 2024.

______. Secretaria do Estado da Saúde do Paraná. Superintendência de Atenção à Saúde. *Avaliação multidimensional do idoso*. Curitiba: Secretaria de Estado da Saúde do Paraná, 2018. Disponível em: https://www.saude.pr.gov.br/sites/default/arquivos_restritos/files/documento/2020-04/avaliacaomultiddoidoso_2018_atualiz.pdf. Acesso em: 08 abr. 2024.

Pollo, S. H. L.; Assis, M. de. "Instituições de Longa Permanência para Idosos — ILPI: desafios e alternativas no município do Rio de Janeiro". *Revista Brasileira de Geriatria e Gerontologia*, v. 11, n. 1, p. 29-44, 2008. Disponível em: https://www.scielo.br/j/rbgg/a/pqL8MwzKwdhzTSv6hyCbYNB/. Acesso em: 08 abr. 2024.

Ribeiro, C. C. et al. "Propósito de vida e desempenho de atividades avançadas de vida diária em idosos mais velhos". *Revista Brasileira de Geriatria e Gerontologia*, v. 25, e210216, p.1-11, 2022. Disponível em: https://www.scielo.br/j/rbgg/a/PkVQ87G3XFK5hycQTnWBjym/. Acesso em: 08 abr. 2024.

Ribeiro, C. C.; Neri, A. L.; Yassuda, M. S. "Semantic-cultural validation and internal consistency analysis of the Purpose in Life Scale for Brazilian older adults". *Dementia & Neuropsychologia*, v. 12, n. 3, p. 244-249, 2018. Disponível em: https://doi.org/10.1590/1980-57642018dn12-030004. Acesso em: 08 abr. 2024.

______. "Purpose in life in adulthood and older adulthood: integrative review". *Ciência & Saúde Coletiva*, v. 25, n. 6, p. 2127-2142, 2020. Disponível em: https://doi.org/10.1590/1413-81232020256.20602018. Acesso em: 08 abr. 2024.

Rodriguez-Blazquez, C. et al. "Health status and well-being of older adults living in the community and in residential care settings: are differences influenced by age?" *Aging Ment Health*, v. 16, n. 7, p. 884-891. Disponível em: https://pubmed.ncbi.nlm.nih.gov/22621325/. Acesso em: 08 abr. 2024.

Ryff, C. D. "Psychological well-being revisited: Advances in the science and practice of Eudaimonia". *Psychotherapy and Psychosomatics*, v. 83, n. 1, p. 10-28, 2013. Disponível em: https://karger.com/pps/article/83/1/10/282771/Psychological-Well-Being-Revisited-Advances-in-the. Acesso em: 08 abr. 2024.

SÁ, G. G. M. et al. "Tecnologias desenvolvidas para a educação em saúde de idosos na comunidade: revisão integrativa da literatura". *Revista Latino-Americana de Enfermagem*, v. 27, e3186, p. 1-12, 2019. Disponível em: https://www.scielo.br/j/rlae/a/M4Cd38FNHTQqG3DkmW8YTHx/. Acesso em: 08 abr. 2024.

SÁ, J. L. M. et al. "Multidimensionalidade do envelhecimento e interdisciplinaridade". In: FREITAS, E. V.; PY, L. (orgs.). *Tratado de geriatria e gerontologia*. 4. ed. Rio de Janeiro: Guanabara Koogan, 2017. Cap. 10.

SANO, N.; KYOUGOKU, M. "An analysis of structural relationship among achievement motive on social participation, purpose in life, and role expectations among community dwelling elderly attending day services". *PeerJ*, v. 4, e1655, p. 1-18, 2016. Disponível em: https://peerj.com/articles/1655/. Acesso em: 08 abr. 2024.

SANTOS, J. D. D. et al. "Participação social de idosos: associações com saúde, mobilidade e propósito de vida". *Psicologia, Saúde e Doença*. v. 20, n. 2, p. 367-383, 2019. Disponível em: https://doi.org/10.15309/19psd200208. Acesso em: 08 abr. 2024.

SARTORI, A. C. et al. "Estratégias práticas para o cuidado de enfermagem aos idosos residentes em Instituições de Longa Permanência para Idosos (ILPI)". *Revista Kairós-Gerontologia*, v. 24, p. 165-177, 2022. Disponível em: https://revistas.pucsp.br/index.php/kairos/article/view/54916. Acesso em: 08 abr. 2024.

SILVA, J. K. M. et al. "Hábitos de vida, propósito de vida e funcionalidade de idosos de um centro de convivência". *Saúde e Pesquisa*, v. 15, n. 4, p. 1-12, 2022. Disponível em: https://periodicos.unicesumar.edu.br/index.php/saudpesq/article/view/11312. Acesso em: 08 abr. 2024.

TORRES, K. R. B. O. et al. "Evolução das políticas públicas para a saúde do idoso no contexto do Sistema Único de Saúde". *Physis — Revista de Saúde Coletiva*, v. 30, n. 1, p. 1-22, 2020. Disponível em: https://www.scielo.br/j/physis/a/XqzFgPPbgmsKyJxFPBWgB3K/?lang=pt. Acesso em: 08 abr. 2024.

WILLIG, M. H.; LENARDT, M. H.; CALDAS, C. P. "A longevidade segundo histórias de vida de idosos longevos". *Revista Brasileira de Enfermagem*, v. 68, n. 4, p. 697-704, 2015. Disponível em: https://www.scielo.br/j/reben/a/hbkWgcGywj8PjsXZjbvxbZh/. Acesso em: 08 abr. 2024.

XIMENES, V. M. et al. "Sentimento de comunidade e pobreza rural no Nordeste, Norte e Sul do Brasil". *Revista Subjetividades*, v. 19, n. 1, e7923, p. 1-13, 2019. Disponível em: https://ojs.unifor.br/rmes/article/view/e7923. Acesso em: 08 abr. 2024.

YU, L. et al. "Purpose in life and cerebral infarcts in community-dwelling older people". *Stroke*, v. 46, n. 4, p. 1071-1076, 2015. Disponível em: https://doi.org/10.1161/STROKEAHA.114.008010. Acesso em: 08 abr. 2024.

8. CONTEXTO RURAL

Hércules Lázaro Morais Campos

Viver é envelhecer, nada mais.
Simone de Beauvoir, *A velhice*

A população rural é definida por critérios diferentes em cada país ou região. Na Europa, a determinação de áreas rurais e urbanas considera critérios como tamanho da população, densidade demográfica, oferta de serviços, participação da agricultura, divisão administrativa, uso do solo, aglomeração de habitações e inclusive distância dos centros de serviços mais próximos (Pessoa, Almeida e Carneiro, 2018).

Já no Canadá e nos Estados Unidos, o meio rural é considerado um subproduto do urbano; porém, nas últimas décadas, tem havido uma busca de alternativas não dicotômicas e simplistas, mediante investimentos em classificações mais refinadas (Pessoa, Almeida e Carneiro, 2018).

No Brasil, adota-se para definição de áreas rurais e urbanas a divisão fundamentada em critérios legais ou político-administrativos, classificando as demarcações urbanas por decisão legislativa dos municípios e as rurais por exclusão. Esses critérios acabam permitindo uma imprecisão que leva a discussões, pois podem ser influenciados por questões tributárias e tendem a superestimar a população urbana. Uma revisão da classificação e caracterização dos espaços rurais e urbanos do Brasil, realizada pelo Instituto Brasileiro de Geografia e Estatística (IBGE) em 2017, revelou que 60,4% dos municípios brasileiros foram avaliados como predominantemente rurais, sendo 54,6% rurais adjacentes e 5,8% rurais remotos (Bourke *et al.*, 2012; Pessoa, Almeida e Carneiro, 2018).

A legislação brasileira diz que áreas rurais são as situadas fora dos limites das cidades (sedes dos municípios), das vilas (sedes distritais) e das áreas urbanas isoladas. Adotam-se outras denominações, como: "cidade ou vila, área não urbanizada"; "aglomerado rural isolado, povoado";

"aglomerado rural isolado, núcleo"; "aglomerado rural isolado, outros aglomerados"; "zona rural, exclusive aglomerado rural" (IBGE, 2019).

Reconhecer o Brasil rural é essencial para intervir no processo saúde-doença no campo da atenção primária à saúde (APS), no Sistema Único de Saúde (SUS), onde estão inseridos a maioria dos idosos que envelhecem nesse contexto, uma vez que o universo rural tem peculiaridades que conduzem à organização dos serviços de saúde e às práticas sociais e sanitárias. No escopo rural, a questão ambiental é prioritária, pois está diretamente ligada à maneira de viver e à reprodução social. Por exemplo, a população rural no semiárido e na Amazônia está geograficamente isolada, ficando exposta a riscos e agravos de saúde desproporcionais. Além disso, entre seus modos de produzir estão a pesca artesanal, a agricultura, a mineração e o extrativismo, que expõem essa população a um conjunto específico de agravos, os quais inclusive precisam ser reconhecidos e abraçados pela APS remota (Pessoa, Almeida e Carneiro, 2018).

No Brasil, 72,2% da população rural tem acesso à água somente por meio de poços, cacimbas, açudes e barreiros, muitas vezes de forma precária e com grande possibilidade de causar doenças. A carência de acesso regular a fontes de água potável ainda é uma realidade crítica social brasileira — especialmente nas áreas rurais —, sobretudo para pessoas em condição de extrema pobreza. Entre as dificuldades, está o acesso a políticas públicas, como educação, comunicação, saneamento, transporte público e serviços de saúde em todos os seus níveis (IBGE, 2019; Pessoa, Almeida e Carneiro, 2018).

Considerando o cenário descrito e o princípio da equidade que orienta as políticas de saúde, em 2011, depois de dez anos de debates, movimentos sociais, instituições de pesquisa e Ministério da Saúde se organizaram no Grupo da Terra e formularam a Política Nacional de Saúde Integral das Populações do Campo, da Floresta e das Águas (PNSIPCFA), com o objetivo de atender às necessidades específicas desses grupos populacionais e, assim, reduzir sua vulnerabilidade, minimizando os impactos da determinação social na saúde (Pessoa, Almeida e Carneiro, 2018).

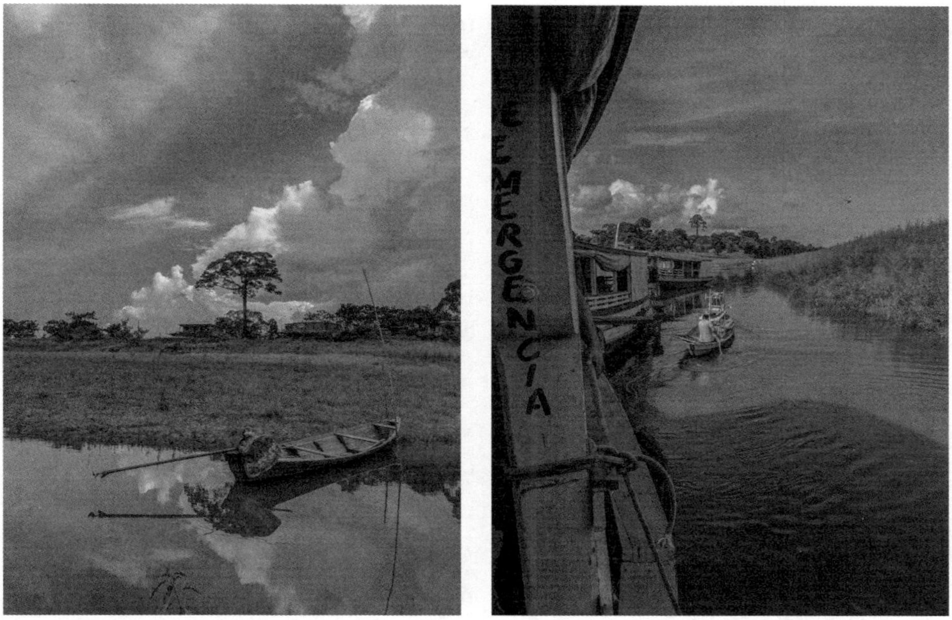

Barco comumente usado no transporte de mercadorias e pessoas em comunidades rurais do Amazonas.
Fonte: Vinícius Soares Mitouso, 2023.

Na Amazônia brasileira, a chamada população ribeirinha, residente às margens dos rios e lagos, é constituída de uma mistura de diferentes grupos sociais — indígenas, nordestinos e migrantes de outras regiões (Gama *et al.*, 2018). É uma população que vive em áreas rurais, distribuída em uma dimensão geográfica com cerca de 5.020.000 km^2. No ano de 2010, foi estimado que o estado do Amazonas tinha uma população de 3.483.985 habitantes, dos quais 728.495 (20,1%) viviam em área rural (Gama *et al.*, 2018; IBGE, 2019).

ENVELHECIMENTO RURAL AMAZÔNICO E PROPÓSITO DE VIDA

Envelhecer no contexto rural é um desafio em qualquer parte do mundo, mas, na zona rural de um país em desenvolvimento como o Brasil, esse processo pode ser ainda mais complexo e apresentar características muito específicas.

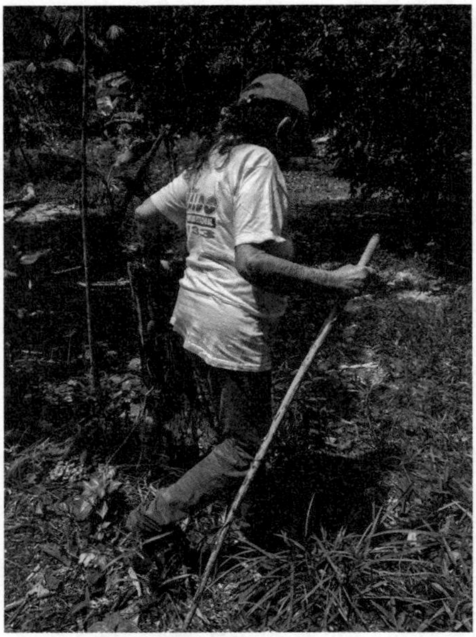

Idosa no trabalho rural no Amazonas.
Fonte: Vinícius Soares Mitouso, 2023.

Embora estudos sobre essa população sejam recentes, ainda há muito a se explorar e conhecer a respeito da população rural e a forma de envelhecer na ruralidade (Skinner; Winterton, 2018). Quando pensamos no propósito de vida (PV) nesse contexto, os relatos na literatura são extremamente escassos.

No Brasil, não havia até este momento nenhum estudo, seja de característica epidemiológica, seja ensaio clínico, que tenha sido realizado com a população idosa rural usando a escala de PV. A fim de atestar essa informação, realizamos uma revisão sistemática recente com registro na Prospero[1] sobre a avaliação de PV em idosos rurais e não encontramos nenhum estudo até abril de 2023 que tenha investigado essa temática (Campos *et al.*, 2023).

Pouco se sabe sobre a forma de envelhecer no contexto rural brasileiro, e esse demérito se dá, em parte, pelo fato de essa população ter sido estimada em 15,7%, frente aos 84,3% que vivem na zona urbana (Garbaccio *et al.*, 2018).

Idosos residentes nas áreas rurais, pelo contexto em que estão inseridos, sofrem estigmas sociais e são invisibilizados. Essa população enfrenta dificuldade de acesso à saúde (por exemplo, por causa da distância geográfica) e, muitas vezes, não é atingida pelas ações de saúde curativa e preventiva, o que pode afetar sua qualidade de vida, suas condições de saúde e seu propósito de vida (Garbaccio *et al.*, 2018).

1. *International Prospective Register of Systematic Reviews*, base de dados internacional em que são registrados protocolos de revisões sistemáticas de estudos nas áreas de saúde e bem-estar social, educação, bem-estar, saúde pública e temas correlatos. [N. E.]

Por isso, decidimos aplicar a escala de PV num estudo pioneiro, realizado com a população rural que envelhece no Amazonas.

É preciso destacar que se envelhece de maneira muito particular na região do Amazonas, e ainda mais na região rural, onde envelhecer se torna ainda mais desafiador. Muitos desses idosos rurais são também ribeirinhos e realizam atividades muito específicas dos locais onde vivem: ainda preservam encontros no fim da tarde (quando têm vizinhos e uma comunidade próxima), mantêm vínculos familiares muito fortes, participam de eventos religiosos e, muitas vezes, dividem tarefas e o que produzem com outros idosos e suas famílias (Braga *et al.*, 2021; Campos *et al.*, 2021; Costa, Leão e Campos, 2023; De Leon, Cardoso e Campos, 2022).

PROPÓSITO DE VIDA E ENVELHECIMENTO RURAL

Um estudo realizado no ano de 2020 numa comunidade rural do interior do Amazonas mostrou que, mesmo com limitações funcionais ou déficits cognitivos, esses idosos mostraram certa alegria em viver e encontravam sentido na vida (Costa, Leão e Campos, 2023).

Prestes *et al.* (2021) verificaram que, embora com grave comprometimento da cognição e ao menos um relato de dor em alguma parte do corpo, esses idosos tinham PV e demonstraram satisfação com a vida, autoestima elevada, alegria, percepção de felicidade e perspectiva de vida.

Esses achados nos fazem refletir sobre a capacidade e a resiliência desenvolvidas por pessoas que envelhecem no contexto rural, pois, na contramão do que está descrito em estudos realizados na região do Amazonas, o PV parece desempenhar um papel importante na capacidade de reagir às adversidades da vida no ambiente rural amazonense.

A fim de entender o impacto do PV na funcionalidade e na cognição desses idosos, no ano de 2020 conduzimos um estudo[2] composto de 215 indivíduos. A maioria dos participantes eram mulheres. Ainda que o

2. Neste estudo, desenvolvido como parte da minha tese de doutorado, investigamos uma amostra representativa de idosos que envelhecem no estado do Amazonas em contexto rural, avaliando o propósito de vida e sua relação com características sociodemográficas da amostra estudada.

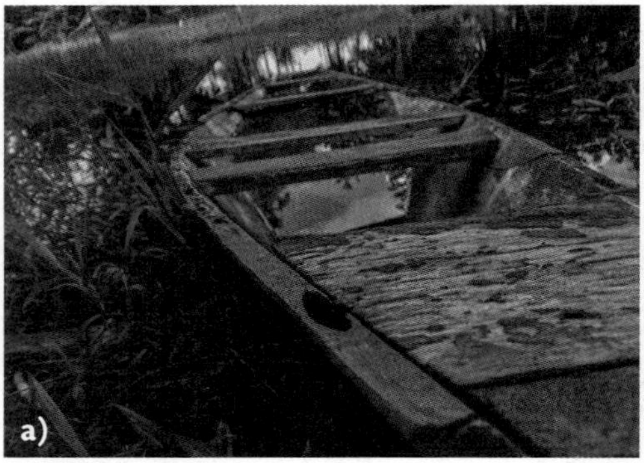

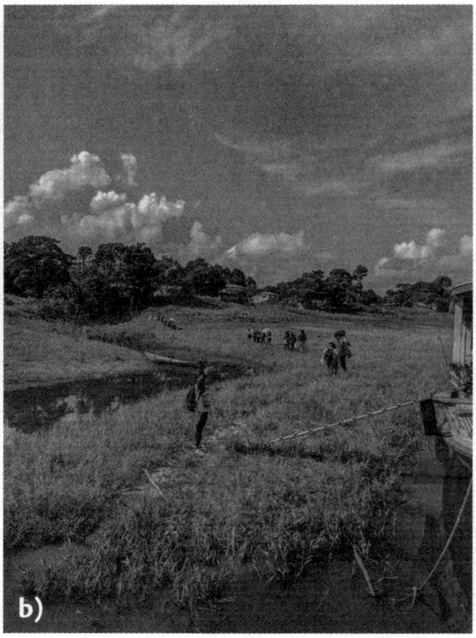

a) Chegando para a coleta em uma comunidade rural no Amazonas.
b) Comunidade rural no Amazonas.
Fonte: o autor, 2023.

envelhecimento rural no mundo e nos países em desenvolvimento seja predominantemente masculino (Anderson *et al.*, 2018; Winckler *et al.*, 2016), é difícil incluir homens nesses estudos; as mulheres participam mais das coletas e, quando procuradas para ser avaliadas em casa, são mais encontradas do que os homens.

Quando os idosos do estudo eram visitados, muitas vezes estavam saindo ou chegando da lida diária dos afazeres na roça. Então, paravam para ser avaliados e participar da coleta de dados, de maneira muito positiva e receptiva.

Das pessoas cujo PV avaliamos, 122 (56,74%) tinham entre de 60 e 69 anos de idade, 118 (54,88%) eram mulheres e a maioria com escolaridade baixa e ou incompleta.

Outro ponto que chamou atenção em nossa amostra rural do Amazonas é o fato de 154 (71,63%) dos idosos ainda trabalharem ou terem uma ocupação mesmo após a aposentadoria. A maior parte desses idosos mora com alguém (192, isto é, 89,3%) e muitas vezes são eles que sustentam e mantêm a família.

Os idosos avaliados apresentaram boa capacidade física geral e, ainda que 80 deles não tenham atingido o mínimo esperado na avaliação cognitiva realizada por meio do Miniexame do Estado Mental, a maioria conseguiu resposta positiva nas habilidades cognitivas. Todos esses fatores, já amplamente descritos na literatura, têm impacto no modo como essas pessoas encaram a vida e a forma de envelhecer.

Essas descrições foram associadas com a existência de propósito de vida. Constatamos que a maioria dos idosos rurais (143, ou 66,51%) apresentou PV e, no geral, uma média de 3,10 pontos — de um máximo de 5 — na escala de PV.

Os grandes achados do estudo foram que aqueles idosos que ainda trabalhavam tinham uma possibilidade de pontuação até seis vezes maior na escala de PV; e ter boa função física pode melhorar em até 1 ponto o PV. A escolaridade também influencia a forma como os idosos encaram a vida, mas isso precisa ser mais bem esclarecido em estudos futuros.

Os dados mostram que há uma forte presença de PV em idosos que envelhecem no contexto rural, e que ele atua como fator de proteção para a cognição, a funcionalidade e o envelhecimento. Novos estudos, como ensaios clínicos, precisam ser conduzidos a fim de atestar esses achados promissores para essa população.

RELATO DE CASO

Das experiências que tivemos com as coletas pelos rincões do Amazonas, deixo aqui registrado um caso de uma senhora que nos marcou muito.

M., 93 anos, viúva, mãe de 11 filhos, avó de 16 netos, reside na zona rural da cidade de Coari, no interior do Amazonas. Da cidade até a sua comunidade, foram quase quatro horas de barco rio adentro. Ao chegar na casa da dona M., aplicou-se todo o protocolo de avaliação, seguido de uma longa conversa regada de sentido e propósito de vida.

Ela nos contou que sempre morou naquele lugar e que não imaginava sua vida fora dali; que o mais longe que esteve da sua realidade e da sua comunidade rural foi na cidade de Coari, devido a um mutirão para realizar a cirurgia de catarata.

Seus 11 filhos foram paridos em casa, com a parteira que lhe ensinou o mesmo ofício. Dona M. é referência em sua comunidade. Todos os seus 11 filhos

— que estão espalhados pelo mundo, como ela diz —, foram criados na lida com a plantação de mandioca e a pesca. O produto dessas atividades era vendido na cidade pelo marido, que foi acometido pela covid-19 e acabou falecendo. Sobre a morte do marido, comentou que Deus sabe o que faz, e que sentiu tristeza, mas que para tudo na vida tem-se um jeito.

Quando lhe perguntamos qual a receita de tanta força e alegria, ela respondeu que a vida exige da gente coragem, adaptação e força. Diz que não se sente sozinha, porque é cercada de amigos e obrigações. Enquanto conversava conosco, olhava o tempo todo para a janela; havia uma mulher pronta para parir a qualquer momento do outro lado do rio, e ela já tinha tudo preparado, só estava aguardando que o marido da mulher viesse buscá-la.

Lembro-me bem que tanta simplicidade e alegria me marcaram tão profundamente que, em alguns momentos, precisei segurar a emoção. Pensei e convido o leitor a pensar também: como uma idosa de idade tão avançada conseguia sorrir tanto, dizer que era feliz sem internet, sem celular, sem ruas de acesso, sem energia elétrica quase a vida toda?

Sem poetizar a realidade social da idosa, lembrei-me da filosofia que nos ensina: a essência da vida está em *ser*, e não em *ter*.

Fica a reflexão para todos nós. ■

REFERÊNCIAS

ANDERSON, E. M. et al. "Should I stay or go: rural ageing, a time for reflection". *Geriatrics*, Basileia (Suíça), v. 3, n. 3, 1 set. 2018. Disponível em: https://doi.org/10.3390/geriatrics3030049. Acesso em: 25 abr. 2024.

BOURKE, L. et al. "Understanding rural and remote health: a framework for analysis in Australia". *Health & Place*, v. 18, n. 3, p. 496-503, 1 maio 2012. Disponível em: https://doi.org/10.1016/j.healthplace.2012.02.009. Acesso em: 25 abr. 2024.

BRAGA, J. A. da C. et al. "Cognição e funcionalidade de idosos moradores da zona rural de Parintins no interior do Amazonas". *Revista Brasileira de Ciências do Envelhecimento Humano*, v. 18, n. 3, set.-dez. 2021. Disponível em: https://doi.org/10.5335/rbceh.v18i3.13611. Acesso em: 25 abr. 2024.

CAMPOS, H. L. M. et al. "Ser velha e velho no interior do Amazonas: envelhecimento e funcionalidade no Médio Solimões". *Revista Ensino, Saúde e Biotecnologia da Amazônia*, v. 3, n. 1, p. 55-67, ago. 2021. Disponível em: https://periodicos.ufam.edu.br/index.php/resbam/article/view/8664. Acesso em: 25 abr. 2024.

CAMPOS, H. L. M. et al. "Cognition, physical function, and life purpose in the rural elderly population: a systematic review protocol". *medRxiv*, 6 set. 2023. Disponível em: https://doi.org/10.1101/2023.09.06.23295116. Acesso em: 25 abr. 2024.

COSTA, R. S.; LEÃO, L. F.; CAMPOS, H. L. M. "Envelhecer na zona rural do interior do estado do Amazonas, desempenho cognitivo, funcionalidade e percepção de saúde: um estudo transversal". *Revista Kairós-Gerontologia*, v. 23, n. 1, p. 83-103, 2023. Disponível em: https://revistas.pucsp.br/index.php/kairos/article/view/48657. Acesso em: 25 abr. 2024.

DE LEON, E. B.; CARDOSO, M. N.; CAMPOS, H. L. M. "Perfil socioeconômico e demográfico do envelhecimento no Amazonas". In: ROCHA, M. L. C. da; Magalhães, C. M. C. (orgs.). *Envelhecimento humano na Amazônia e outras regiões do Brasil*. São José dos Pinhais: Brazilian Jounals Publicações de Periódicos e Editora, 2022. Disponível em: https://brazilianjournals.com.br/assets/ebooks/8iOfG702mQ9FO1z346aeqDL754BREagT.pdf. Acesso em: 25 abr. 2024.

GAMA, A. S. M. et al. "Inquérito de saúde em comunidades ribeirinhas do Amazonas, Brasil". *Cadernos de Saúde Pública*, v. 34, n. 2, 19 fev. 2018. Disponível em: https://doi.org/10.1590/0102-311X00002817. Acesso em: 25 abr. 2024.

GARBACCIO, J. L. et al. "Envelhecimento e qualidade de vida de idosos residentes da zona rural". *Revista Brasileira de Enfermagem*, v. 71, n. 2, p. 724-732, 2018. Disponível em: https://doi.org/10.1590/0034-7167-2017-0149. Acesso em: 25 abr. 2024.

IBGE — INSTITUTO BRASILEIRO DE GEOGRAFIA E ESTATÍSTICA. *Longevidade — Viver bem e cada vez mais*. n. 16, fev. 2019. Disponível em: https://agenciadenoticias.ibge.gov.br/media/com_mediaibge/arquivos/d4581e6bc87ad8768073f974c0a1102b.pdf. Acesso em: 19 mar. 2023.

PESSOA, V. M.; ALMEIDA, M. M.; CARNEIRO, F. F. "Como garantir o direito à saúde para as populações do campo, da floresta e das águas no Brasil?" *Saúde em Debate*, v. 42, n. spe1, p. 302-314, set. 2018. Disponível em: https://doi.org/10.1590/0103-11042018S120. Acesso em: 25 abr. 2024.

PRESTES, Y. A. et al. "Propósito de vida, dor e cognição de idosos domiciliados de uma cidade do interior do Amazonas". *Fisioterapia Brasil*, v. 22, n. 2, p. 168-179, 21 maio 2021. Disponível em: https://doi.org/10.33233/fb.v22i2.4751. Acesso em: 25 abr. 2024.

SKINNER, M. W.; WINTERTON, R. "Interrogating the contested spaces of rural aging: implications for research, policy, and practice". *The Gerontologist*, v. 58, n. 1, p. 15-25, 18 jan. 2018. Disponível em: https://doi.org/10.1093/geront/gnx094. Acesso em: 25 abr. 2024.

WINCKLER, M. et al. "Idosos no meio rural: uma revisão integrativa". *Estudos Interdisciplinares do Envelhecimento*, v. 21, n. 2, p. 173-194, 2016. Disponível em: https://doi.org/10.22456/2316-2171.60691. Acesso em: 25 abr. 2024.

9. CUIDADOS PALIATIVOS

Mirian Nunes Moreira
Cristina Cristovão Ribeiro

Caminharei lado a lado com todo aquele que, no entardecer da sua vida, me procurar em busca de alívio. Cuidarei do seu corpo com a arte da ciência. Confortarei sua alma com o sopro do meu espírito e guardarei seus mistérios por toda a eternidade.
Luis Saporetti, *Princípio da filosofia guaracyana*

Cuidar é o reconhecimento de que o bem-estar dos outros é uma questão de consequência, como parte integrante da experiência humana; é uma força motivadora que influencia a natureza e a dinâmica de comportamento interpessoal (Cherny *et al.*, 2015).

Segundo a Organização Mundial de Saúde (OMS), em conceito definido em 1990 e revisado e atualizado em 2002, "cuidados paliativos consistem na assistência promovida por uma equipe multidisciplinar, que objetiva a melhora da qualidade de vida do paciente e seus familiares, diante de uma doença que ameace a continuidade da vida, por meio da prevenção e alívio do sofrimento, identificação precoce, avaliação impecável e tratamento da dor e outros sintomas, físicos, psicológicos, sociais e espirituais" (OMS, 2014).

O movimento Hospice Moderno tem início na Inglaterra em 1947, com Dame Cicely Saunders, assistente social, enfermeira, médica, capelã e de formação humanística. A partir da escuta e da observação do sofrimento de pessoas que padeciam de doenças graves, Saunders cunhou o termo "dor total", que descreve o processo de sentir dor como de ordem psicossocial e espiritual. Ela também criou um modelo de diagnóstico em cuidados paliativos que inclui quatro dimensões da vida do paciente, com base no qual as dores físicas, psicológicas, sociais e espirituais são pesquisadas e tratadas de maneira homogênea e equilibrada. Esse movimento ganhou força nos Estados Unidos em 1970, com Elizabeth Kübler-Ross (Cherny *et al.*, 2015; Floriani, 2016).

O modelo atual, usado em todo o mundo, propõe que os cuidados paliativos sejam iniciados em fases precoces, se possível, logo após o diagnóstico de uma doença grave e simultaneamente aos tratamentos modificadores da doença. O acompanhamento da curva evolutiva da doença possibilita a oferta de cuidados personalizados, específicos e necessários em cada fase, e pode impedir ou retardar o aparecimento de comorbidades, além de ser importante na elaboração do plano de cuidados ao paciente (Carvalho e Parsons, 2012).

Os cuidados paliativos (CP) visam aliviar precocemente o sofrimento e agregar qualidade ao processo de morrer, procurando proporcionar uma boa morte; não têm como base protocolos fechados, mas os princípios que regem a prática. Entre esses princípios, destacamos a integração dos aspectos psicológicos, sociais, espirituais e de cuidados à pessoa idosa que se encontra gravemente doente e em CP. Com particular importância, destacamos a abordagem multiprofissional e a interação dessa equipe, sem deixar de incluir a família na elaboração, no desenvolvimento e na implementação do plano de cuidados, para que se cumpra outro princípio, que é o maior objetivo dos CP: melhorar a qualidade de vida do paciente e de seus familiares, com quem ele forma uma unidade (Carvalho e Parsons, 2012; Cherny *et al.*, 2015; Burlá, Azevedo e Py, 2016).

VALORES ESSENCIAIS E QUALIDADE DE VIDA PARA A PESSOA IDOSA E EM CUIDADOS PALIATIVOS

Quando o paciente se encontra no final da vida — período que pode ter duração de seis meses a poucas semanas —, os cuidados paliativos centram-se em novas questões. Se antes havia uma grande preocupação com a melhoria da qualidade de vida (alívio de sintomas, preservação da funcionalidade, bem-estar psicológico e social e certo grau de realização), agora ganham maior destaque questões espirituais e existenciais, bem como as demandas familiares e as percepções dos pacientes sobre ter um propósito para a vida.

Quando idosos de diferentes nacionalidades e condições socioeconômicas, que se encontravam em CP por diferentes tipos de câncer, foram indagados sobre valores essenciais e qualidade de vida, dois temas se mostraram dominantes: o bem-estar físico e o apoio social. Independentemente do nível de fragilidade, a forma como os pacientes pensaram sobre esses dois conceitos parece variar de acordo com as suas circunstâncias específicas.

Estudos mostram que os objetivos e valores atribuídos a permanecer vivo e manter a saúde, entre pacientes em CP, têm variabilidade relacionada a tipo de população, condições socioeconômicas, tipo de doença, crenças, religião e apoio familiar. No entanto, existem resultados de amostra com pacientes que veem os CP como uma responsabilidade de continuar, apesar da piora da saúde física.

Já entre os pacientes com falência de órgãos, a maioria valoriza "permanecer vivo" e não expressa preocupação com como a vida irá terminar (Gayatri *et al.*, 2021; Huynh e Moore, 2021).

As necessidades paliativas mudam ao longo da doença, devido à heterogeneidade de sua progressão, fazendo que os propósitos de vida também sejam modificados nesse percurso (Chung *et al.*, 2022; Gayatri *et al.*, 2021; Kaasa e Loge, 2003).

PROPÓSITO DE VIDA NO CONTEXTO DOS CUIDADOS PALIATIVOS

De acordo com estudo realizado em 2020 por Ribeiro, Neri e Yassuda, propósito de vida (PV) pode ser definido como o senso que uma pessoa tem de que a vida faz sentido e tem intencionalidade, o qual desempenha papel orientador em relação às metas. Essa pesquisa nos chama a atenção para a necessidade de estudos relacionados à qualidade de vida na velhice e ao PV na fase em que CP são necessários (Ribeiro, Neri e Yassuda, 2018; Ribeiro, Neri e Yassuda, 2020).

Ter objetivos na própria vida é de fundamental importância nas tomadas de decisões, no estabelecimento de metas, no uso dos próprios recursos pessoais e na valorização da vida, contribuindo assim para a promoção da sua melhora.

IMPORTÂNCIA E BENEFÍCIOS DO PROPÓSITO DE VIDA

O propósito de vida está relacionado a uma visão mais positiva sobre a vida, felicidade, satisfação, autoestima, percepção de crescimento pessoal e motivação para viver. Pessoas com alto PV tendem a ser mais resilientes, independentemente de sua renda e escolaridade. Com isso, têm melhores condições de trabalho e foco em objetivos e metas; investem em autocuidado e no desenvolvimento das próprias competências; e se engajam mais em atividades sociais significativas (Irving, Davis e Collier, 2017).

Considerando que adultos e pessoas idosas com forte propósito e senso de direção sentem que a vida passada e a atual são significativas, têm crenças que dão sentido à sua vida, têm objetivos e desejos pelos quais sentem que vale a pena viver, e que a abordagem dos cuidados paliativos tem como principal objetivo a promoção e melhoria da qualidade de vida dos pacientes, podemos corroborar a importância de se ter propósito de vida, principalmente estando sob cuidados paliativos.

Um maior propósito de vida é um dos aspectos do bem-estar psicológico, associado a marcadores de saúde cognitiva em todo o mundo. Está relacionado a menos falhas gerais e cognitivas, melhor memória e fluência verbal, e pode ser um recurso psicológico que favorece a cognição subjetiva, protegendo contra doença de Alzheimer e demais demências (Sutin *et al.*, 2023, 2022). Portanto, a presença de PV pode atuar de maneira benéfica na cognição, aumentando a integração funcional e melhorando a autonomia e a funcionalidade. Dessa forma, influencia positivamente o curso da doença e pode definir sua evolução e seu prognóstico, contribuindo para o aumento da sobrevida e somando qualidade aos dias de vida (Abellaneda-Perez *et al.*, 2023).

Isso nos permite afirmar que, para a pessoa idosa que tem doença grave ameaçadora à continuidade da vida, ter propósito é divisor de águas e fará que ela, durante o tempo que sua vida durar, empenhe-se em usar seus recursos pessoais com qualidade e alegria de viver (Cherny *et al.*, 2015; Vattimo *et al.*, 2023; Paschoal, 2016; Gayatri *et al.*, 2021; Ribeiro, Neri e Yassuda, 2020).

PROFISSIONAIS MOTIVADOS PELO PROPÓSITO DE VIDA INCENTIVANDO O DESENVOLVIMENTO DE PV NOS CUIDADOS PALIATIVOS

Cuidar é uma arte, e a arte dos cuidados paliativos é o equilíbrio. Devemos buscar o equilíbrio entre a técnica e o cuidado humanizado, visando oferecer aos pacientes e familiares que enfrentam uma doença grave evolutiva, avançada, com prognóstico de tempo de vida limitado, todas as possibilidades e os recursos que possam somar qualidade a esses dias.

Alguns dos requisitos para que se façam cuidados paliativos, além da especialização, são: praticar o autocuidado, ter uma boa qualidade de vida pessoal e profissional e ter objetivos e metas bem definidos, que norteiem a tomada de decisões. Ou seja: ter propósito de vida. É fundamental que os profissionais especialistas em gerontologia e que atuam em cuidados paliativos invistam em seus próprios propósitos e incentivem seus pacientes a desenvolverem e cultivarem a resiliência e novos propósitos de vida.

O estabelecimento de objetivos e metas pode manter a sensação de que a vida tem sentido, o que contribui para o alívio do sofrimento de quem está sob cuidados paliativos (por exemplo, reduzindo a depressão, a desesperança e a ansiedade), melhora a saúde física e aumenta a resiliência, ajudando a enfrentar as adversidades do momento (Abellaneda-Perez *et al.*, 2023).

Diante da consciência de que se tem pouco tempo de vida, pode surgir uma dificuldade em se estabelecer propósitos. Nesse caso, é importante definir pequenos objetivos, que sejam realizáveis e de curto prazo, mas nem por isso menos relevantes. É diferente de se estabelecer propósitos nos casos de pacientes idosos apenas com doenças crônicas, pois nessas situações não existe um senso de urgência tão latente, e é possível pensar na elaboração de objetivos e metas de médio prazo, sempre alinhando as expectativas entre paciente, familiares e profissionais.

No contexto dos cuidados paliativos, também pode haver dúvida quanto à diferença entre propósito de vida e diretivas antecipadas de vontade (DAV). Estas últimas são vontades e desejos relativos a tratamentos e procedimentos médicos e de saúde, aos quais o paciente quer ou não ser submetido, caso venha a perder a capacidade de decisão e escolha, não sendo mais apto a se posicionar e decidir por si. Depois de estabelecidas pelo próprio indivíduo, quando ainda lúcido e em condições de tomar decisões, devem ser entregues a um médico ou outra pessoa responsável e, quando necessário, encaminhadas ao setor médico-hospitalar onde o paciente se encontrar, para assegurar que seus desejos e vontades sejam respeitados. Já o propósito de vida, como foi mencionado anteriormente, pode ser traduzido como objetivos e metas estabelecidos pela própria pessoa, que está ativa no processo de alcançá-los.

Não é questão de ter mais tempo de vida, mas de viver com qualidade o tempo que ainda resta. Como não se sabe quanto é esse tempo, não se pode desperdiçá-lo, e a presença de propósitos traz objetividade e praticidade ao focar o que realmente importa para a pessoa. Então, o que é preciso fazer? O que o paciente quer fazer? Quais são seus propósitos de vida?

Talvez o profissional possa ajudá-lo a refletir sobre resolver certas pendências ou fazer alguns encaminhamentos necessários, por exemplo: finalizar determinado projeto; delegar responsabilidades; preparar um sucessor; cuidar juridicamente de alguma herança ou doação; fazer as despedidas; resolver possíveis desafetos; reconciliar-se e reaproximar-se de amigos e familiares; dar e pedir perdão. Enfim, são algumas possibilidades de como o profissional pode ajudar o paciente nesse fim de vida, aproveitando cada minuto.

Por fim, podemos concluir que ter propósitos de vida influi positivamente nas condições de autonomia, funcionalidade e qualidade de vida das pessoas idosas sob cuidados paliativos.

REFERÊNCIAS

ABELLANEDA-PEREZ, K. et al. "Purpose in life promotes resilience to age-related brain burden in middle-aged adults". *Alzheimer's Research & Therapy*, v. 15, n. 1, 49, p. 1-11, 13 mar. 2023. Disponivel em: https://doi.org/10.1186/s13195-023-01198-6. Acesso em: 22 abr. 2024.

BURLÁ, C; AZEVEDO, D. L; PY, L. "Cuidados paliativos". In: FREITAS, E.V.; PY, L. (orgs.). *Tratado de geriatria e gerontologia*. 4. ed. Rio de Janeiro: Guanabara Koogan, 2016, p. 1198-1207.

CARVALHO, R. T. D.; PARSONS, H. A. (orgs.) *Manual de cuidados paliativos ANCP*. Ampliado e atualizado. 2. ed. São Paulo: Academia Nacional de Cuidados Paliativos, 2012.

CHERNY, N. I.; FALLON, M. T.; KAASA, S.; PORTENOY, R. K. et al. *Oxford Textbook of Palliative Medicine*. Oxford: Oxford University Press, 2015.

CHUNG, V. et al. "Improving palliative care and quality of life in pancreatic cancer patients". *Journal of Palliative Medicine*, v. 25, n. 5, p. 720-727, 22 abr. 2022. Disponível em: https://doi.org/10.1089/jpm.2021.0187. Acesso em: 22 abr. 2024.

FLORIANI, C. A. "O fim da vida, o idoso e a construção da boa morte". In: FREITAS, E. V.; PY, L. (orgs.). *Tratado de geriatria e gerontologia*. 4. ed. Rio de Janeiro: Guanabara Koogan, 2016, p. 1342-1351.

GAYATRI, D. et al. "Quality of life of cancer patients at palliative care units in developing countries: systematic review of the published literature". *Quality of Life Research*, v. 30, n. 2, p. 315-343, fev. 2021. Disponível em: https://doi.org/10.1007/s11136-020-02633-z. Acesso em: 22 abr. 2024.

HUYNH, L.; MOORE, J. "Palliative and end-of-life care for the older adult with cancer". *Current Opinion in Supportive and Palliative Care*, v. 15, n. 1, p. 23-28, 1 mar. 2021. Disponível em: https://doi.org/10.1097/SPC.0000000000000541. Acesso em: 22 abr. 2024.

IRVING, J.; DAVIS, S.; COLLIER, A. "Aging with purpose: systematic search and review of literature pertaining to older adults and purpose". *The International Journal of Aging and Human Development*, v. 85, n. 4, p. 403-437, dez. 2017. Disponível em: https://doi.org/10.1177/0091415017702908. Acesso em: 22 abr. 2024.

KAASA, S.; LOGE, J. H. "Quality of life in palliative care: principles and practice". *Journal of Palliative Medicine*, v. 17, n. 1, p. 11-20, jan. 2003. Disponível em: https: //doi.org/10.1191/0269216303pm662ra. Acesso em: 22 abr. 2024.

OMS — ORGANIZAÇÃO MUNDIAL DA SAÚDE. *The Global Atlas of Palliative Care at End of Life*. Londres: World Health Organization, 2014.

PASCHOAL, S. M. P. "Qualidade de vida na velhice". In: FREITAS, E. V.; PY, L. (orgs.). *Tratado de geriatria e gerontologia*. 4. ed. Rio de Janeiro: Guanabara Koogan, 2016, p. 79-86.

RIBEIRO, C. C.; NERI, A. L.; YASSUDA, M. S. "Semantic-cultural validation and internal consistency analysis of the Purpose in Life Scale for Brazilian older adults". *Dementia & Neuropsychologia*, v. 12, n. 3, p. 244-249, jul.-set. 2018. Disponivel em: https://doi.org/10.1590/1980-57642018dn12-030004. Acesso em: 22 abr. 2024.

______. "Purpose in life in adulthood and older adulthood: integrative review". *Revista Ciência & Saúde Coletiva*, v. 25, n. 6, p. 2127-2142, ju. 2020. Disponivel em: https://doi.org/10.1590/1413-81232020256.20602018. Acesso em: 22 abr. 2024.

Sutin, A. R. et al. "Sense of purpose in life and subjective cognitive failures". *Personality and Individual Differences*, v. 200, jan. 2023. Disponível em: https://doi.org/10.1016/j.paid.2022.111874. Acesso em: 22 abr. 2024.

______. "The association between purpose/meaning in life and verbal fluency and episodic memory: a meta-analysis of > 140,000 participants from up to 32 countries". *International Psychogeriatrics*, v. 34, n. 3, p. 263-273, mar. 2022. Disponível em: https://doi.org/10.1017/S1041610220004214. Acesso em: 22 abr. 2024.

Vattimo, E. F. de Q. et al. *Cuidados paliativos — Da clínica à bioética*. São Paulo: Cremesp, 2023.

PARTE 4

TÓPICOS ESPECIAIS

Sem sonhos, a vida não tem brilho. Sem metas, os sonhos não têm alicerces. Sem prioridades, os sonhos não se tornam reais. Sonhe, trace metas, estabeleça prioridades e corra riscos para executar seus sonhos. Melhor é errar por tentar do que errar por se omitir!

Augusto Cury, *Você é insubstituível*

10. PROPÓSITO DE VIDA: DESEMPENHO COGNITIVO E PREVENÇÃO DE DEMÊNCIAS

Wellington Lourenço Oliveira
Mônica Sanches Yassuda

People who set goals are more fulfilled and positive about life. Having a purpose to wake up to each day will challenge us and give us meaning.[1]
Zoe McKey, *Discover your personality*

As habilidades cognitivas podem sofrer influência de fatores diversos, como saúde física e mental, nível educacional, fatores genéticos e ambientais e nível intelectual global (Livingston *et al.*, 2020; Colom, 2020; Walhovd, Lövden e Fjell, 2023). Tem-se reconhecido que fatores psicológicos também podem impactar o desempenho cognitivo, inclusive na atenuação de déficits cognitivos e na possibilidade de prevenção das demências (Abellaneda-Pérez *et al.*, 2023). Contudo, o apoio à saúde psíquica é frequentemente escasso ou inadequado em países de baixa e média renda. Além disso, a saúde mental ainda é muito estigmatizada, motivo pelo qual muitos dos idosos e seus familiares não buscam ajuda. Dessa forma, pessoas idosas fazem parte de um grupo mais vulnerável da sociedade e podem necessitar de suporte específico para sua saúde psicológica (Giebel *et al.*, 2022).

Na literatura científica, é recente a discussão sobre o propósito de vida (PV) e seus efeitos sobre o envelhecimento cognitivo de indivíduos. O PV se refere a um dos domínios mais importantes do constructo de bem-estar psicológico (BEP), relacionado à saúde mental positiva exibida por uma pessoa. O PV está associado a uma percepção mais positiva da vida, bem como à motivação para viver (Boyle, Buchman e Bennett, 2010).

1. Pessoas que estabelecem metas são mais realizadas e positivas em relação à vida. Ter um propósito para nos despertar a cada dia nos desafia e nos dá sentido. (tradução livre)

Pessoas idosas com altos níveis de propósito denotam uma visão mais positiva do envelhecimento e de sua vida, maior resiliência, otimismo, autoeficácia, ausência de depressão e eficiência dos seus sistemas biológicos (Ribeiro, Neri e Yassuda, 2020). Este capítulo tem o objetivo de discutir estudos que envolvem a relação entre o PV, o desempenho cognitivo e a prevenção das demências.

ENVELHECIMENTO COGNITIVO

A cognição humana tem sido um dos aspectos mais estudados do envelhecimento, em razão de sua importância para a adaptação dos idosos. Com a idade, em decorrência de processos neurobiológicos, pode ocorrer uma redução no desempenho cognitivo, com potenciais implicações para a independência e autonomia da pessoa (Minayo e Firmo, 2019; Cecchini *et al.*, 2022). A cognição se revela em funções mentais complexas, como memória, funções executivas (FE), atenção, linguagem e habilidades visuoespaciais (VE), além da velocidade de processamento cognitivo (Colom, 2020).

Embora algumas habilidades cognitivas sofram alterações gradativas e contínuas com o processo de envelhecimento saudável, outras permanecem estáveis. Com a idade, são comuns alterações em memória operacional e episódica, FE, atenção, habilidades VE e velocidade de processamento cognitivo. A linguagem e as memórias semântica e implícita estão entre os aspectos que menos se alteram com o envelhecimento (Harada, Love e Triebel, 2013; Salthouse, 2019; Miyamura *et al.*, 2019; Cecchini *et al.*, 2022; Cohen, Marsiske e Smith, 2019; Ward *et al.*, 2020). As alterações cognitivas mais frequentes no envelhecimento normal estão resumidas na figura 1 a seguir. As habilidades em caixas mais escuras são aquelas que sofrem maiores alterações ao longo do envelhecimento.

PROPÓSITO DE VIDA E DESEMPENHO COGNITIVO

O construto de BEP, conhecido como bem-estar eudaimônico, incorpora os grandes imperativos gregos de autoverdade ("conhece-te a ti mesmo") e

Figura 1 — Cognição e habilidades que mais se alteram com o envelhecimento cognitivo normal.

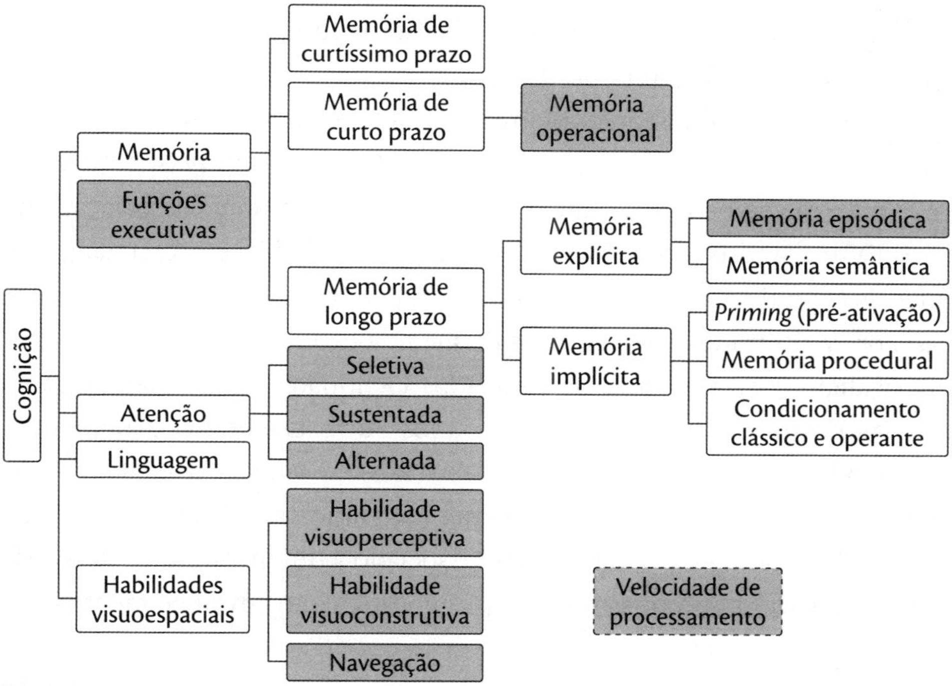

Fonte: os autores.

autorresponsabilidade ("torna-te o que és"). Isto é, a eudaimonia se traduz em uma vida significativa condicionada à autoverdade e à autorresponsabilidade (Ryff e Singer, 2008). O PV é um dos seis domínios do construto BEP. Refere-se à tendência a extrair sentido das experiências da vida e a ter um senso de intencionalidade. Em pessoas com alto PV, o comportamento é orientado para o estabelecimento de metas, e as tomadas de decisão se apoiam no uso de recursos pessoais (Ryff e Keyes, 1995; Boyle *et al.*, 2010). Atitudes positivas em relação à vida podem manter a satisfação com a vida como forma de transcender perdas diversas na velhice.

O PV elevado contribui para a adaptação bem-sucedida na vida, podendo estar associado a melhor saúde, manutenção do estado funcional e envelhecimento ativo (Ribeiro *et al.*, 2022). Pode advir de experiências relevantes e significantes que sustentam o sentido da vida, como papéis sociais, relacionamentos interpessoais, geratividade e engajamento comunitário; e pode estar relacionado à preservação da independência (Irving, Davis e Collier, 2017). Maior PV tem sido documentado na literatura como um fator associado à preservação da função cognitiva (Ribeiro, Neri e Yassuda, 2020; Marone *et al.*, 2020).

Pesquisas têm demonstrado resultados interessantes sobre a relação entre alto PV e melhor desempenho em habilidades cognitivas. Sutin *et al.* (2021a), em sua pesquisa sequencial cruzada, analisaram a associação entre o PV e a síndrome do risco cognitivo motor (RCM), caracterizada por queixas cognitivas e menor velocidade de marcha, na ausência de demência. Foram utilizados instrumentos de medida de função cognitiva e RCM, que avaliam queixas cognitivas associadas à lentidão na velocidade da marcha. As pessoas avaliadas tinham 65 anos ou mais e eram participantes dos estudos *Health and Retirement Study* (HRS) e *National Health and Aging Trends Study* (NHATS), respectivamente com amostras de 681 e 772 idosos, nos Estados Unidos. O PV esteve associado a um menor risco de RCM. Assim, mostrou-se promissor para a promoção de um envelhecimento cognitivo mais saudável.

Similarmente, Lewis *et al.* (2017) realizaram uma pesquisa transversal com 3.489 adultos e idosos, entre 32 e 84 anos. Analisaram a correlação entre PV e habilidades cognitivas. A amostra foi composta a partir do *Midlife in the United States Study* (MIDUS). Foram utilizadas medidas de PV e funcionamento cognitivo. O PV se relacionou a maiores escores de funções executivas, memória e cognição geral.

Sutin *et al.* (2021b) realizaram um estudo longitudinal online sobre PV e fatores psicológicos, comportamentais e sociais. A amostra era composta de 796 adultos e idosos entre 19 e 85 anos. Foram utilizadas medidas de PV, função cognitiva e memória episódica, avaliando o afeto e a fenomenologia, isto é, como é a experiência subjetiva de reviver um evento — por exemplo, vívida ou opaca; emocionalmente intensa ou embotada. Os pesquisadores identificaram que participantes com maior PV relataram memórias autobiográficas mais ricas, ou seja, as informações estavam mais acessíveis na memória e as lembranças eram mais vívidas e coerentes entre aqueles com maior PV. Para os autores, há diferenças individuais na experiência fenomenológica de memórias autobiográficas em função do nível de PV.

De maneira análoga, Kim *et al.* (2019) realizaram um estudo longitudinal com 11.557 adultos acima de 50 anos. A amostra foi proveniente do estudo HRS, nos Estados Unidos, e foram medidos o PV e o desempenho cognitivo. Um nível elevado de PV foi positivamente associado ao escore cognitivo global elevado, mostrando-se um fator de proteção contra o declínio cognitivo em idosos. As associações variaram em função da idade e da raça/etnia, mas não do sexo.

Wingo *et al.* (2020) fizeram uma pesquisa com 5.441 adultos e idosos (idade média de 63 anos) para analisar a relação entre PV e cognição. A amostra foi composta por participantes do estudo longitudinal *Emory Healthy Aging Study* (EHAS). Foram utilizadas medidas de PV, sintomas depressivos (SD) e ansiedade, função cognitiva, e questionário autorrelatado de variáveis de saúde física, comportamental e mental, condições médicas e história paterna e materna de demência. PV elevado esteve associado a menor declínio cognitivo. Ainda, PV baixo foi um robusto preditor de declínio cognitivo e representou um fator de risco importante para pior cognição; tal relação pode ser observada na meia-idade.

Nesse sentido, Sutin *et al.* (2022) realizaram uma metanálise de PV e memória episódica e fluência verbal, com mais de 140 mil participantes de 32 países, sendo eles da Europa, da América do Norte e do Sul, e do Oriente Médio. Observou-se uma relação direta entre PV elevado e melhor desempenho nas tarefas de memória episódica e fluência verbal. Houve correlações significativas entre PV e cognição, ligeiramente mais acentuadas em países de baixa renda, porém menos consistentes quando foram controlados fatores como idade, sexo e escolaridade.

Por fim, a partir do estudo Fragilidade em Idosos Brasileiros (Fibra), Oliveira *et al.* (2024) analisaram 419 pessoas idosas (com 72 anos ou mais) residentes na comunidade, cognitivamente saudáveis. A pesquisa descreveu a relação entre aspectos psicossociais com medidas de neuroticismo, sintomas depressivos (SD), PV e desempenho cognitivo. Havia um maior número de mulheres na amostra, com idade avançada (mediana =

80 anos, intervalo interquartil [IIQ] = 77-82) e baixa escolaridade (mediana = 4 anos, IIQ = 2-5). PV e anos de escolaridade se correlacionaram positivamente com a cognição, enquanto neuroticismo e SD foram negativamente associados à cognição. Na regressão logística incluindo todas as variáveis de interesse do estudo, as associações entre PV e escolaridade e cognição permaneceram significativas. Baixo PV e baixa escolaridade foram associados a pior desempenho cognitivo.

Os estudos apresentados sugerem que PV elevado estaria associado com melhor desempenho em memória episódica e funções executivas, e menor risco para o declínio cognitivo. É possível que idosos com altos níveis de PV apresentem uma visão mais positiva do envelhecimento e, com isso, engajem-se em comportamentos mais protetores para sua saúde (Ribeiro, Neri e Yassuda, 2020; Kang *et al.*, 2021) e associados a maior reserva cognitiva, como o envolvimento em atividades intelectualmente estimulantes.

PROPÓSITO DE VIDA E PREVENÇÃO DE DEMÊNCIAS

Sintomas cognitivos e neuropsiquiátricos estão associados ao envelhecimento patológico, como no caso das demências. A palavra "demência" é um termo genérico que se refere a um conjunto de patologias cerebrais, tais como doença de Alzheimer (DA, responsável por 50%-60% dos casos), demência vascular, demência por corpos de Lewy, demência da doença de Parkinson e demência lobar frontotemporal (Scheltens *et al.*, 2016). Em geral, as demências caracterizam-se por sintomas que interferem nas atividades de vida diária (instrumentais e básicas), levando a prejuízos da capacidade funcional do indivíduo (Smid *et al.*, 2022), e podem ser classificadas em estágio leve, moderado ou grave (Schilling *et al.*, 2022).

Clinicamente, a demência é uma síndrome caracterizada pelo declínio cognitivo progressivo que afeta dois ou mais domínios (como memória, linguagem, função executiva e visuoespacial), além de sintomas comportamentais e neuropsiquiátricos. Estes podem ser relatados pelo paciente/informante e, ainda, por meio de avaliação cognitiva objetiva, como exame breve do estado mental ou avaliação neuropsicológica, quando o primeiro não for suficiente ou seguro para apoiar o diagnóstico. Tal sintomatologia resulta em nítido impacto funcional na vida diária. O indivíduo não é mais independente; requer assistência nas atividades cotidianas (Jack *et al.*, 2018). Além disso, exames de biomarcadores *in vivo* são utilizados para apoiar o diagnóstico. Atualmente, têm-se utilizado exames de neuroimagem, como tomografia computadorizada e ressonância magnética, e exames de proteinopatias causadoras de demências neurodegenerativas, como TDP-43, FUS, Tau, beta-amiloide e alfa-sinucleína (Smid *et al.*, 2022).

Smid *et al.* (2022) apresentam em seu estudo um *continuum* do declínio cognitivo entre o normal e o patológico; de maneira sequencial, o declínio cognitivo subjetivo (DCS), as condições clínicas de comprometimento cognitivo leve (CCL) e as demências. O DCS é a autopercepção subjetiva de declínio, porém com bom desempenho em testes objetivos breves de estado mental ou avaliação neuropsicológica. O DCS está associado ao risco de desenvolver CCL ao longo do tempo. Tal percepção do indivíduo pode detectar mudanças sutis na cognição ainda não captadas em tarefas cognitivas objetivas. O CCL se refere à presença de queixas, declínio cognitivo em testes objetivos, porém com a capacidade funcional preservada, principal característica que diferencia a demência de CCL. Por fim, essas condições cognitivas podem ter uma progressão ou estadiamento, a depender de diversos fatores, por exemplo, idade, condições de saúde física e mental, bem como de intervenções clínicas, psicológicas e cognitivas (Smid *et al.*, 2022; Sutin *et al.*, 2023a).

O relatório de 2020 da Lancet Commission sobre prevenção, intervenção e cuidados para as demências descreveu os 12 principais fatores de risco modificáveis e atribuídos a 40% dos casos da doença. Para citar alguns: hipertensão; tabagismo; obesidade; depressão; inatividade física; diabetes; isolamento social; e consumo excessivo de álcool (Livingston *et al.*, 2020).

É possível supor que esses fatores poderiam ser mais facilmente modificados em pessoas que, por meio de intervenções profissionais, tenham o seu PV elevado, visto que esses indivíduos tendem a se engajar em comportamentos mais protetores de saúde física e mental. Por exemplo, pessoas com PV elevado podem ter menor número de sintomas depressivos (Ribeiro *et al.*, 2022; Kim *et al.*, 2022); maior engajamento social (Irving, Davis e Collier, 2017; Luster, Ratz e Wei, 2022); melhor desempenho em atividades avançadas de vida diária (Ribeiro *et al.*, 2022); maior compromisso com o autocuidado no controle das doenças crônicas, como hipertensão e diabetes (Musich *et al.*, 2018); e maior nível de atividade física (Yemiscigil e Vlaev, 2021).

Nesse sentido, estudos sobre a relação entre PV e prevenção de demências têm recebido bastante atenção. Sutin *et al.* (2023a) realizaram uma pesquisa por meio de um painel online gerenciado pela *Survey Sampling International* (SSI)[2], empresa de amostragem online na Europa. A investigação explorou a relação entre PV e DCS diante de SD como fator preventivo para demências. A amostra foi composta por 5.100 indivíduos com 18 anos ou mais, estratificados por sexo, raça e idade, em cinco faixas etárias. Foram utilizados medidas de PV, questionário de falhas cognitivas autorreferidas e SD. O PV foi associado a menos falhas cognitivas, no geral e em cada domínio, e essas associações foram semelhantes entre sexos, níveis de educação e grupos raciais. Os SD foram responsáveis pela associação entre PV e falhas cognitivas entre adultos com menos de 50 anos; e a associação foi reduzida pela metade entre participantes com 50 anos ou mais. O PV pode apoiar a cognição subjetiva de adultos e idosos, mesmo diante de SD.

Abellaneda-Pérez *et al.* (2023) fizeram uma análise com dados de 624 pessoas com faixa etária entre 42 e 67 anos (idade média 53 ± 6,9 anos), a partir do estudo longitudinal *Barcelona Brain Health Initiative* (BBHI). Os participantes realizaram a escala de PV, uma avaliação neuropsicológica e exames de ressonância magnética funcional em repouso. Participantes com diagnósticos psiquiátrico ou neurológico não foram considerados para o estudo. Os resultados apontaram que indivíduos do

2. Plataforma com alcance global de entrevistados que concordaram em participar de pesquisas, questionários ou estudos de mercado conduzidos pela internet.

grupo com alto PV apresentaram maior conectividade entre regiões cerebrais, como o córtex frontal, a formação hipocampal e a região do cíngulo médio. Maior conectividade se correlacionou positivamente com o desempenho cognitivo. Assim, PV elevado pode promover resiliência a alterações cerebrais, tendo uma possível contribuição para a prevenção das demências.

Uma investigação adicional de Sutin *et al.* (2023b) buscou relacionar o senso de significado de vida (SV, sentir que a vida tem valor) e o PV (sentir que a vida é direcionada por objetivos) com a incidência de demência. Tratou-se de um estudo longitudinal prospectivo a partir do *UK Biobank Outcome Adjudication Group*, com 153.445 indivíduos (visando relacionar SV e incidência de demência), combinado com uma metanálise de efeito aleatório k = 8;[3] total n = 214.270 (visando relacionar SV/PV e risco de demência). Os participantes do biobanco foram acompanhados durante cinco anos após sua avaliação de SV, e verificou-se que 551 deles desenvolveram demência. Os resultados encontraram robusta associação entre SV e PV elevado e menor risco para incidência de demência. Para cada ponto adicional no SV, em participantes do biobanco, houve uma diminuição de 35% no risco de demência por todas as causas. Associações semelhantes foram encontradas em DA e demência vascular.

Diante dos estudos apresentados, é importante que os profissionais da área do envelhecimento reflitam sobre a relevância de intervenções que visem aumentar o PV, visto que este se revela um importante fator psicológico de prevenção das demências.

Alguns estudos apontam que, com o avançar da idade, o PV pode declinar, em decorrência de perdas associadas ao envelhecimento ou de injustiças sociais, como o acesso precário à saúde, reduzidas oportunidades de participação social e os baixos valores das aposentadorias (Ryff, 2017, 2018). Melhorar o PV em idosos envolve um ambiente social justo, acesso a recursos e possibilidade de fazer escolhas (Yeung e Breheny, 2021).

3. Número de classes em que foram agrupados os dados.

Políticas públicas que considerem essas questões podem favorecer o engajamento das pessoas idosas em atividades sociais individualmente significativas e, por sua vez, repercutir em sua estimulação intelectual. Isso possibilitaria maior adaptação cognitiva e longevidade, bem como prevenção das demências. No Brasil, um exemplo são os Centros de Convivência para Idosos (CCIs), espaços com potencial para elevar o PV, pois seu serviço envolve a promoção de saúde física e mental e a participação social. Um estudo realizado em um CCI mostrou que os participantes apresentavam alto PV (Silva *et al.*, 2022).

Empiricamente, dois estudos anteriores relataram aumento significativo nos escores de PV por meio do programa *Lighten UP!*. Em ambos os estudos, o programa consistiu em oito semanas com aulas de 90 minutos para ensinar os participantes idosos a identificar e nutrir experiências positivas relacionadas ao engajamento significativo com a vida e a lidar com experiências negativas em várias áreas da vida. Entre os instrumentos de medida, utilizou-se a Escala de BEP de Ryff.

No primeiro estudo, que foi uma investigação piloto, o objetivo do programa foi realizar uma intervenção grupal baseada na comunidade, voltada para a promoção do BEP em idosos. Como resultado, identificaram-se melhorias em PV com redução de SD, sintomas físicos e queixas de sono (Friedman *et al.*, 2017). No segundo, os participantes foram avaliados antes e após o programa, e novamente depois de seis meses. No domínio PV, houve aumento significativo com o programa e a manutenção do escore ao longo dos meses. Também ocorreu declínio em SD, ansiedade e hostilidade (Friedman *et al.*, 2019). Os resultados evidenciaram melhoras em avaliações de saúde física e mental, visto que estudos sugerem declínio ou estabilidade em domínios da Escala de BEP em idosos. Particularmente, idosos com níveis mais baixos de BEP podem se beneficiar dessa modalidade de intervenção. Esses estudos empíricos internacionais podem ser relevantes para inspirar novos projetos a serem realizados em diversos espaços com o público idoso.

Outra questão fundamental seria refletir sobre os desafios de se manter o alto PV na população de 80 anos ou mais, considerando que este é o segmento que mais cresce no Brasil (Minayo e Firmo, 2019). Trata-se de um grupo etário que frequentemente apresenta mais problemas de saúde do que o público idoso mais jovem, entre 60 e 79 anos. Por isso, é fundamental envolver também a família, os profissionais e o poder público na construção de ambientes sociais significativos, além de estimular a participação da pessoa idosa em atividades singularmente importantes, que possam promover maior PV.

Como conclusão, é importante destacar que a literatura brasileira carece de estudos, transversais e longitudinais, que envolvam a relação entre as variáveis PV, desempenho cognitivo e a possibilidade de prevenção de demências em coortes de idosos. Tais dados foram, em grande medida, encontrados na literatura internacional. Pesquisas em contexto brasileiro são importantes para comparações transculturais e melhor compreensão dos fenômenos que se apresentam nessa relação.

REFERÊNCIAS

ABELLANEDA-PÉREZ, K. et al. "Purpose in life promotes resilience to age-related brain burden in middle-aged adults". *Alzheimer's Research & Therapy*, v. 15, n. 49, p. 1-11, mar. 2023. Disponível em: https://pubmed.ncbi.nlm.nih.gov/36915148/. Acesso em: 24 abr. 2024.

BOYLE, P. A.; BUCHMAN, A. S.; BENNETT, D. A. "Purpose in life is associated with a reduced risk of incident disability". *American Journal Geriatric Psychiatry*, v. 18, n. 12, p. 1093-1102, 2010. Disponível em: https://pubmed.ncbi.nlm.nih.gov/20808115/. Acesso em: 24 abr. 2024.

BOYLE, P. A. et al. "Effect of a purpose in life on risk of incident Alzheimer disease and mild cognitive impairment in community-dwelling older persons". *Archives of General Psychiatry*, v. 67, n. 3, p. 304-310, mar. 2010. Disponível em: https://pubmed.ncbi.nlm.nih.gov/20194831/. Acesso em: 24 abr. 2024.

CECCHINI, M. A. et al. "Envelhecimento e cognição: memória, funções executivas, linguagem e habilidades visuoespaciais". In: FREITAS, E. V.; PY, L. (orgs.). *Tratado de geriatria e gerontologia*. 5. ed. Rio de Janeiro: Guanabara Koogan, 2022, p. 1235-1240.

COHEN, R. A.; MARSISKE, M. M.; SMITH, G. E. "Neuropsychology of aging". *Handbook of Clinical Neurology*, v. 167, p. 149-180, 2019. Disponível em: https://pubmed.ncbi.nlm.nih.gov/31753131/. Acesso em: 24 abr. 2024.

COLOM, R. "Intellectual abilities". *Handbook of Clinical Neurology*, v. 173, p. 109-120, 2020. Disponível em: https://pubmed.ncbi.nlm.nih.gov/32958167/. Acesso em: 24 abr. 2024.

FRIEDMAN, E. M. et al. "Lighten UP! A community-based group intervention to promote psychological well-being in older adults". *Aging & Mental Health*, v. 21, n. 2, p. 199-205. 2017. Disponível em: https://pubmed.ncbi.nlm.nih.gov/26460594/. Acesso em: 24 abr. 2024.

______. "Lighten UP! A community-based group intervention to promote eudaimonic well-being in older adults: a multi-site replication with 6 month follow-up". *Clinical Gerontologist*, v. 42, n. 4, p. 387-397, 2019. Disponível em: https://pubmed.ncbi.nlm.nih.gov/30767628/. Acesso em: 24 abr. 2024.

GIEBEL, C. et al. "Community-based mental health and well-being interventions for older adults in low- and middle-income countries: a systematic review and meta-analysis". *BMC geriatrics*, v. 22, n. 773, p. 1-27, set. 2022. Disponível em: https://pubmed.ncbi.nlm.nih.gov/36175867/. Acesso em: 24 abr. 2024.

HARADA, C. N.; LOVE, M. C. N.; TRIEBEL, K. L. "Normal cognitive aging". *Clinics in Geriatric Medicine*, v. 29, n. 4, p. 737-752, 2013. Disponível em: https://pubmed.ncbi.nlm.nih.gov/24094294/. Acesso em: 24 abr. 2024.

IRVING, J.; DAVIS, S.; COLLIER, A. "Aging with purpose: systematic search and review of literature pertaining to older adults and purpose". *International Journal of Aging and Human Development*, v. 85, n. 4, p. 403-437, 2017. Disponível em: https://pubmed.ncbi.nlm.nih.gov/28391702/. Acesso em: 24 abr. 2024.

JACK, C. R. JR. et al. "NIA-AA Research Framework: Toward a biological definition of Alzheimer's disease". *Alzheimer's & dementia — The journal of the Alzheimer's Association,* v. 14, n. 4, p. 535-562, 2018. Disponível em: https://pubmed.ncbi.nlm.nih.gov/29653606/. Acesso em: 24 abr. 2024.

KANG, Y. et al. "Purpose in life, loneliness, and protective health behaviors during the covid-19 pandemic". *The Gerontologist*, v. 61, n. 6, p. 878-887, 2021. Disponível em: https://pubmed.ncbi.nlm.nih.gov/34125195/. Acesso em: 24 abr. 2024.

KIM, E. S. et al. "Sense of purpose in life and subsequent physical, behavioral, and psychosocial health: an outcome-wide approach". *American Journal of Health Promotion*, v. 36, n. 1, p. 137-147, 2022. Disponível em: https://pubmed.ncbi.nlm.nih.gov/34405718/. Acesso em: 24 abr. 2024.

KIM, G. et al. "Purpose in life protects against cognitive decline among older adults". *American Journal of Geriatric Psychiatry*, v. 27, n. 6, p. 593-601, jun. 2019. Disponível em: https://pubmed.ncbi.nlm.nih.gov/30824327/. Acesso em: 24 abr. 2024.

LEWIS, N. A. et al. "Purpose in life and cognitive functioning in adulthood". *Neuropsychology, Development, and Cognition*, v. 24, n. 6, p. 662-671, nov. 2017. Disponível em: https://pubmed.ncbi.nlm.nih.gov/27819520/. Acesso em: 24 abr. 2024.

LIVINGSTON, G. et al. "Dementia prevention, intervention, and care: 2020 report of the Lancet Commission". *Lancet*, Londres, v. 396, 10248, p. 413-446, 2020. Disponível em: https://pubmed.ncbi.nlm.nih.gov/32738937/. Acesso em: 24 abr. 2024.

LUSTER, J. E.; RATZ, D.; WEI, M. Y. "Multimorbidity and social participation is moderated by Purpose in Life and Life Satisfaction". *Journal of applied gerontology — The official journal of the Southern Gerontological Society*, v. 41, n. 2, p. 560-570, 2022. Disponível em: https://pubmed.ncbi.nlm.nih.gov/34225497/. Acesso em: 24 abr. 2024.

MARONE, S. et al. "Purpose in life among centenarian offspring". *Journal of Gerontology*, v. 75, n. 2, p. 308-315, jan. 2020. Disponível em: https://pubmed.ncbi.nlm.nih.gov/29522128/. Acesso em: 24 abr. 2024.

MINAYO, M. C. S.; FIRMO, J. O. A. "Longevidade: bônus ou ônus?" *Ciência & Saúde Coletiva*, v. 24, n. 1, p. 4, 2019. Disponível em: https://pubmed.ncbi.nlm.nih.gov/30698234/. Acesso em: 24 abr. 2024.

MIYAMURA, K. et al. "Frailty syndrome and cognitive impairment in older adults: systematic review of the literature". *Revista Latino-Americana de Enfermagem*, v. 27, e3202, 2019. Disponível em: https://pubmed.ncbi.nlm.nih.gov/31664410/. Acesso em: 24 abr. 2024.

MUSICH, S. et al. "Purpose in life and positive health outcomes among older adults". *Population Health Management*, v. 21, n. 2, p. 139-147, abr. 2018. Disponível em: https://pubmed.ncbi.nlm.nih.gov/28677991/. Acesso em: 24 abr. 2024.

OLIVEIRA, W. L. et al. "Higher purpose in life and education were associated with better cognition among older adults". *Arquivos de Neuro-Psiquiatria*, v. 82, n. 3, 1-10, mar. 2024. Disponível em: https://pubmed.ncbi.nlm.nih.gov/38395051/. Acesso em: 24 abr. 2024.

RIBEIRO, C. C.; NERI, A. L.; YASSUDA, M. S. "Purpose in life in adulthood and older adulthood: integrative review". *Ciência & Saúde Coletiva*, v. 25, n. 6, p. 2127-2142, jun. 2020. Disponível em: https://pubmed.ncbi.nlm.nih.gov/32520260/. Acesso em: 24 abr. 2024.

RIBEIRO, C. C. et al. "Propósito de vida e desempenho de atividades avançadas de vida diária em idosos mais velhos". *Revista Brasileira de Geriatria e Gerontologia*, v. 25, n. 5, e210216, 2022. Disponível em: https://www.scielo.br/j/rbgg/a/PkVQ87G3XFK5hycQTnWBjym/?lang=en. Acesso em: 24 abr. 2024.

RYFF, C. D. "Eudaimonic well-being, inequality, and health: Recent findings and future directions". *International Review of Economics*, v. 64, n. 2, p. 159-178, 2017.

______. "Well-being with soul: science in pursuit of human potential". *Perspectives on Psychological Science*, v. 13, n. 2, p. 242-248, 2018. Disponível em: https://pubmed.ncbi.nlm.nih.gov/29057014/. Acesso em: 24 abr. 2024.

RYFF, C. D.; KEYES, C. L. "The structure of psychological well-being revisited". *Journal of Personality and Social Psychology*, v. 69, n. 4, p. 719-727, out. 1995. Disponível em: https://pubmed.ncbi.nlm.nih.gov/7473027/. Acesso em: 24 abr. 2024.

RYFF, C. D.; SINGER, B. H. "Know thyself and become what you are: a eudaimonic approach to psychological well-being". *Journal of Happiness Studies*, v. 9, n. 1, p. 13-39, 2008. Disponível em: https://psycnet.apa.org/record/2008-04465-002. Acesso em: 24 abr. 2024.

SALTHOUSE, T. A. "Trajectories of normal cognitive aging". *Psychology and Aging*, v. 34, n. 1, p. 17-24, 2019. Disponível em: https://pubmed.ncbi.nlm.nih.gov/30211596/. Acesso em: 24 abr. 2024.

SCHELTENS, P. et al. "Alzheimer's disease". *Lancet*, Londres, v. 388, 10043, p. 505-517, 2016. Disponível em: https://pubmed.ncbi.nlm.nih.gov/26921134/. Acesso em: 24 abr. 2024.

SCHILLING, L. P. et al. "Diagnóstico da doença de Alzheimer: recomendações do Departamento Científico de Neurologia Cognitiva e do Envelhecimento da Academia Brasileira de Neurologia". *Dementia & Neuropsychologia*, v. 16, n. 3, supl. 1, p. 25-39, 2022. Disponível em: https://pubmed.ncbi.nlm.nih.gov/36533157/. Acesso em: 24 abr. 2024.

SILVA, J. K. M. et al. "Hábitos de vida, propósito de vida e funcionalidade de idosos de um centro de convivência". *Saúde e Pesquisa, v. 15, n. 4, e11312, out.-dez. 2022*. Disponível em: https://pesquisa.bvsalud.org/portal/resource/pt/biblio-1411737. Acesso em: 24 abr. 2024.

SMID, J. et al. "Declínio cognitivo subjetivo, comprometimento cognitivo leve e demência — diagnóstico sindrômico: recomendações do Departamento Científico de Neurologia Cognitiva e do Envelhecimento da Academia Brasileira de Neurologia". *Dementia & Neuropsychologia*, v. 16, n. 3, p. 1-24, 2022. Disponível em: https://pubmed.ncbi.nlm.nih.gov/36533160/. Acesso em: 24 abr. 2024.

SUTIN, A. R. et al. "Purpose in life and motoric cognitive risk syndrome: replicable evidence from two national samples". *Journal of the American Geriatrics Society*, v. 69, n. 2, p. 381-388, fev. 2021a. Disponível em: https://pubmed.ncbi.nlm.nih.gov/32997804/. Acesso em: 24 abr. 2024.

______. "Sense of purpose in life, cognitive function, and the phenomenology of autobiographical memory". *Memory*, v. 29, n. 9, p. 1126-1135, out. 2021b. Disponível em: https://pubmed.ncbi.nlm.nih.gov/34460357/. Acesso em: 24 abr. 2024.

______. "The association between purpose/meaning in life and verbal fluency and episodic memory: a meta-analysis of > 140.000 participants from up to 32 countries". *International Psychogeriatrics*, v. 34, n. 3, p. 263-273, fev. 2022. Disponível em: https://pubmed.ncbi.nlm.nih.gov/33612145/. Acesso em: 24 abr. 2024.

______. "Sense of purpose in life and subjective cognitive failures". *Personality and Individual Differences*, v. 200, 111874, 2023a. Disponível em: https://pubmed.ncbi.nlm.nih.gov/36891529/. Acesso em: 24 abr. 2024.

______. "Sense of meaning and purpose in life and risk of incident dementia: new data and meta-analysis". *Archives of Gerontology and Geriatrics*, v. 105, 104847, 2023b. Disponível em: https://pubmed.ncbi.nlm.nih.gov/36347158/. Acesso em: 24 abr. 2024.

WALHOVD, K. B.; LÖVDEN, M; FJELL, A. M. "Timing of lifespan influences on brain and cognition". *Trends in Cognitive Sciences*. v. 27, n. 10, p. 901-915, 2023. Disponível em: https://pubmed.ncbi.nlm.nih.gov/37563042/. Acesso em: 24 abr. 2024.

WARD, E. V. et al. "Aging predicts decline in explicit and implicit memory: a life-span study". *Psychological Science*, v. 31, n. 9, p. 1071-1083, set. 2020. Disponível em: https://pubmed.ncbi.nlm.nih.gov/32735485/. Acesso em: 24 abr. 2024.

WINGO, A. P. et al. "Purpose in life is a robust protective factor of reported cognitive decline among late middle-aged adults: the Emory Healthy Aging Study". *Journal of Affective Disorders*, v. 263, p. 310-317, fev. 2020. Disponível em: https://pubmed.ncbi.nlm.nih.gov/31969260/. Acesso em: 24 abr. 2024.

YEMISCIGIL, A.; VLAEV, I. "The bidirectional relationship between sense of purpose in life and physical activity: a longitudinal study". *Journal of behavioral medicine*, v. 44, n. 5, p. 715-

-725, 2021. Disponível em: https://pubmed.ncbi.nlm.nih.gov/33891209/. Acesso em: 24 abr. 2024.

YEUNG, P.; BREHENY, M. "Quality of life among older people with a disability: the role of purpose in life and capabilities". *Disability and Rehabilitation*, v. 43, n. 2, p. 181-191, 2021. Disponível em: https://pubmed.ncbi.nlm.nih.gov/31335217/. Acesso em: 24 abr. 2024.

11. APOSENTADORIA E PROPÓSITO DE VIDA

Ana Lúcia Fiebrantz Pinto

A estrada é sua, e somente sua. Outros podem andar ao seu lado, mas ninguém pode andar por você.
Autor desconhecido

Assunto atual na pauta das políticas públicas sociais, a aposentadoria tem trazido à luz discussões amplas e complexas sobre o envelhecimento, os idosos e o mercado de trabalho, a exclusão, o sentido e o propósito de vida (PV).

O ciclo vital pressupõe uma continuidade em estágios, etapas ou fases que se sucedem, num movimento evolutivo e crescente: o do desenvolvimento humano (Bee, 1997). Durante seu curso, observam-se características e tarefas psicossociais próprias a cada uma dessas fases, suas vulnerabilidades e cuidados específicos, tendo a velhice como a última etapa (Papaleo Netto, 2006). Segundo Gonçalves (2016), essa etapa, cujo marco social é a idade cronológica dos 60 anos, é influenciada pela idade adulta, que compreende a juventude e a meia-idade e pode contemplar um período de preparação para a aposentadoria. Teorias psicossociais demonstram a possibilidade de manter durante a velhice as atividades desempenhadas na meia-idade.

Legalmente, e em conformidade com o artigo 1º do Estatuto da Pessoa Idosa, Lei nº 10.741/2003, são consideradas pessoas idosas aquelas que têm idade igual ou superior a 60 anos (Brasil, 2003), cujas tarefas sociais a enfrentar, citadas por Gonçalves (2016), envolvem a aposentadoria e a disponibilidade de tempo livre.

Um contingente considerável de idosos acima de 60 anos — 15,8% da população, segundo dados do IBGE (2022) — está em regime de auxílio, aposentadoria ou pensões do sistema previdenciário, seja público ou privado.

Uma comparação entre os dados do Censo 2022 e os do Censo 2010 revela um aumento expressivo de idosos em todas as faixas etárias: o número de idosos dos 60 aos 64 anos aumentou 53%; o maior salto de crescimento ocorreu entre os idosos de 70 a 74 anos, faixa que registrou 57% de aumento; e, entre os de 80 anos ou mais, o aumento foi de 56%.

Esses fatos evidenciam a importância de que sejam desenvolvidos medidas e programas que corroborem o envelhecimento bem-sucedido, especialmente aqueles que envolvam a aposentadoria ou ações que proporcionem experiências positivas pré e pós-aposentadoria.

São esses idosos que formam o grupo de aposentados brasileiros da atualidade e que vivenciaram as grandes mudanças sociais ocorridas no século 20 e nestas primeiras décadas do século 21. Para entendê-los e desenvolver uma práxis gerontológica que vá ao encontro de suas aspirações, desejos e propósitos, é pertinente que se conheça o histórico das transformações ocorridas na sociedade contemporânea.

Com os avanços na medicina e a melhoria das condições de vida, a expectativa de vida aumentou de maneira significativa. Isso trouxe consigo novos desafios e oportunidades para os indivíduos que entram na fase da aposentadoria. A questão não é quanto tempo viveremos após a aposentadoria, mas como escolhemos viver esses próximos anos.

É crucial desconstruir alguns mitos arraigados em relação à aposentadoria. Não se trata apenas de um ponto final na carreira, mas da possibilidade de um novo começo. A ideia de que a aposentadoria é um período de inatividade estática precisa ser desafiada. Pode ser uma fase dinâmica de autoconhecimento, autorrealização e contribuição para a sociedade, contrariando os apregoados estereótipos e estigmas existentes no imaginário coletivo.

O propósito de vida emerge como um fio condutor vital durante a aposentadoria. Mais do que nunca, os indivíduos buscam significado e relevância em sua vida após deixarem o mercado de trabalho formal. Descobrir um propósito não só alimenta a motivação pessoal como também contribui para a saúde mental, a sensação de pertencimento e a vitalidade geral.

Ao considerar a aposentadoria e o propósito de vida na sociedade moderna, é imperativo adotar uma abordagem holística, ampliando os fatores que os condicionam e determinam. Isso incluiu a consideração de fatores sociais, econômicos, culturais e emocionais que moldam a experiência da aposentadoria. Ao entendermos a complexidade desses elementos, podemos construir estratégias eficazes para maximizar o potencial das pessoas nessa fase única da vida (Schneider e Irigaray, 2008).

Discorrer sobre aposentadoria e propósito implica também abordar o trabalho na sociedade contemporânea, bem como o percurso do indivíduo ao longo do ciclo de vida nessa sociedade e sua relação com ambos os temas.

A seguir, buscamos explorar esses temas de maneira abrangente, oferecendo *insights* práticos, exemplos inspiradores e estratégias para experienciar a aposentadoria de forma bem-sucedida e preenchê-la com um propósito significativo.

TRABALHO, APOSENTADORIA E ASPECTOS PSICOSSOCIAIS

Uma das variáveis sociais mais desafiadoras para a adaptação do indivíduo que envelhece na sociedade contemporânea, e que, mesmo prevista, é bastante impactante frente ao futuro é a aposentadoria (Fontoura, Doll e Oliveira, 2015).

Aposentadoria, velhice e trabalho são temas que permeiam estudos gerontológicos desde o início do século 20. Somam-se a eles, nestas últimas décadas, as pesquisas sobre propósito de vida, como demonstrado por Ribeiro, Neri e Yassuda (2020) em revisão integrativa de literatura.

O trabalho apoia e fortalece a capacidade do indivíduo de traçar seu caminho, estabelecer metas e objetivos, e organizar sua vida, capacitando-o a ser o dono de seu próprio destino (McNicoll *et al.*, 1997). Esse pensamento é reforçado por Kalache (2014) quando afirma: "O jovem de hoje será o idoso de amanhã. Para entendermos um idoso, olhemos para trás, para o modo como levou a vida e se tornou quem é hoje".

Viver o processo de preparação, ou a aposentadoria propriamente dita, quando há o desligamento da atividade laboral, dependerá em grande parte da história de vida do indivíduo, do significado atribuído por ele ao trabalho e da relação mantida com este durante sua vida produtiva, e também de como pretende ou espera viver seu tempo livre.

Portanto, pessoas idosas e aposentadas exigem uma abordagem cada vez mais individualizada — até mesmo singular, o que seria o ideal — quando pensamos no bem-estar psicológico (Queiroz e Neri, 2005), o qual contempla, entre suas dimensões, o propósito de vida. Este pode variar de pessoa para pessoa, no decorrer do dia ou ao longo do tempo, a depender das suas expectativas, possibilidades, potencialidades e/ou limitações. Um ponto em comum entre os indivíduos é que são guiados pelo desejo de viver em conformidade com objetivos e valores próprios a cada um, melhorando suas condições de vida e saúde física e mental (Gonçalves, 2016).

Durante a vida adulta produtiva, a relação de dependência — e também de autonomia — relativa ao trabalho assalariado, segundo Heloani (1996), leva o indivíduo a estabelecer um vínculo afetivo com a empresa ao apropriar-se de seus recursos e segurança, o que lhe confere uma sensação de proteção, cuja reciprocidade correspondente é a fidelidade no exercício das atividades laborais a ponto de impactar a identidade da pessoa. Por exemplo, muitos trabalhadores se apresentam dizendo: "Sou fulano, da..." — citando o nome da empresa logo após o seu nome, colocando a marca para a qual trabalha quase que como seu sobrenome, tal o estreito vínculo mantido com a corporação. O tipo de trabalho que uma pessoa realiza, muitas vezes, torna-se parte essencial de sua identidade. Heloani (1996) correlaciona esse vínculo com a empresa ao paradigma da relação mãe-filho, que traz proteção, mas também angústias, pela lógica abstrata de submissão e dominação (Pacheco e Carlos, 2006).

Ao se retirar do trabalho e sem salário, as pessoas idosas se deparavam com a questão da pobreza e do sustento na velhice. A resposta social para essa questão, na década de 1920, foi a aposentadoria, que veio a se tornar um direito. Surgiu, então, nos países industrializados, a pressão sobre o Estado para instituir o bem-estar social. Esses fatos foram considerados avanços no processo da modernidade (Pacheco e Carlos, 2006).

O conceito de velhice como etapa diferenciada no curso da vida surge na transição do século 19 para o século 20, e dois determinantes contribuem para isso: o saber médico sobre o corpo envelhecido e a institucionalização das aposentadorias (Silva, 2008).

Observa-se que a aposentadoria não constitui apenas um direito do trabalhador, mas também é regulada pelo mercado de trabalho. Para a empresa, o trabalhador idoso não tem mais lugar no processo produtivo. No entanto, para o mercado de consumo, os aposentados, então conhecidos como a terceira idade, são consumidores em potencial (Debert e Simões, 1998).

As atitudes discriminatórias relativas às pessoas idosas — às quais se atribuem características negativas como: habilidades ultrapassadas, capacidade de aprendizado diminuída, resistência a mudanças e lentificação nas tomadas de decisões — são fatores que levam ao questionamento do desempenho dessa parcela da população. Contudo, nunca foram encontradas evidências objetivas que relacionem envelhecimento e perda de capacidade para o trabalho, segundo Debert e Simões (1998). Os estereótipos negativos, surgidos no período de industrialização de 1920-1940 na sociedade americana, paradoxalmente contribuíram para as políticas das aposentadorias, de acordo com Morrison (1986).

É fato que os idosos ainda são vistos como inativos, improdutivos e vítimas de estigmas e preconceitos etaristas. Isso pode ser verificado claramente pela campanha contra o etarismo, contida no bojo da Década do Envelhecimento Saudável (2021-2030) promovida pela Organização Pan-Americana da Saúde e pela Organização Mundial da Saúde (OPAS, 2020).

Teorias psicossociais contemplam hipóteses e postulados sobre a relação do trabalhador idoso com o mercado de trabalho. Abordaremos três teorias, que, em nossa visão, podem ajudar a compreender a saída do mercado de trabalho e motivar práxis gerontológicas ao se deparar com a pessoa idosa aposentada.

Ao estudarem a relação do trabalhador idoso com a sociedade industrial, essas teorias exaltam as qualidades dos jovens para ocupar as vagas no mercado de trabalho deixadas pelos idosos que se aposentam, como uma forma de manter o equilíbrio e a estabilidade social (Pacheco e Carlos, 2006).

A primeira teoria a estudar todas as mudanças nas relações do indivíduo em processo de envelhecimento com a sociedade foi a teoria do desengajamento, de Cumming e Henry, de 1961 (*apud* Pacheco e Carlos, 2006). Ao explicar a relação do trabalhador idoso com a sociedade industrial e a saída do mercado de trabalho, essa teoria postula que as pessoas idosas se afastam da sociedade e que esta se afasta delas.

Ao considerar o postulado do desengajamento um processo natural e próprio do envelhecimento, essa teoria tem como finalidade dar ao idoso mais tempo para a finalização do seu ciclo vital. A crítica feita é que o ativismo defende valores da meia-idade que desconsideram a possibilidade de que haja um ritmo diferente para a velhice. A teoria do desengajamento entende também que é inevitável a ruptura de vínculos em ambos os sentidos, da sociedade para com o idoso e do idoso para com esta, e que os que ficam se modificam qualitativamente (Fontoura, Doll e Oliveira, 2015).

Podemos concluir que há um reforço da imagem do idoso inativo, isolado e solitário, aos modos da sociedade rural, no final do século 19 e início do século 20, quando as pessoas idosas se recolhiam em seu aposento; eram corpos frágeis e doentes à espera da morte.

No entanto, no tocante à análise das relações de trabalho, essa teoria mantém atual seu potencial de análise. Avalia que, se idoso e sociedade estiverem prontos para o desengajamento, este acontecerá; caso contrário, poderá não ocorrer. Se apenas uma das partes estiver preparada, o desengajamento poderá acontecer no caso em que a sociedade estiver pronta e o indivíduo, não. Se for o indivíduo quem estiver preparado e a sociedade não, haverá uma disfunção de expectativa entre indivíduo e membros do sistema social e, usualmente, o engajamento continuará.

Essas situações ocorrem ainda hoje, somadas às incontáveis demissões em massa, muitas vezes decorrentes de fatores econômicos.

Dez anos depois, surge a teoria da modernização, de Cowgill e Holmes (Pacheco e Carlos, 2006), que concede aos idosos um *status* social mais baixo, com menor importância no desempenho de seus papéis sociais, impactando fortemente sua autoestima, com sentimentos de menos-valia que podem levá-los a transtornos de saúde mental ou outras doenças, e até mesmo ao suicídio.

Inúmeras críticas são direcionadas a ambas as teorias; contudo, grande parte da sociedade continua vendo de forma negativa os idosos que insistem em se manter em suas atividades laborais e desenvolver competências profissionais na velhice.

A teoria da atividade teve forte influência em movimentos sociais na década de 1970 e apresenta duas hipóteses: uma é de que as pessoas que se mantêm ativas são mais satisfeitas e mais bem ajustadas do que as pessoas passivas. A segunda é de que substituir a perda de papéis no processo de envelhecimento por novos papéis sociais permite que a pessoa continue ativa e integrada à sociedade, podendo dar sua contribuição.

Movimentos sociais de idosos influenciados pelas teorias psicossociais da atividade adotaram a categoria identitária da terceira idade, atrelando a esta o "envelhecimento ativo" para se referir a aposentados ativos e de aposentadoria plural, compreendendo que as tarefas da vida adulta se prolongam para além da idade cronológica (Kohli, 1986). Atribuíram, assim, imagens mais positivas ao envelhecimento (Featherstone e Hepworth, 1995).

A II Assembleia Mundial sobre o Envelhecimento, realizada em Madri em 2002, traz à luz o Marco Político do Envelhecimento Ativo, que, fartamente divulgado pela mídia em geral, pode ter grande influência na subjetividade do indivíduo idoso. É definido pela OMS como "o processo de aperfeiçoar as oportunidades para a saúde, educação continuada, participação e segurança, proteção, de modo a aumentar a qualidade de vida à medida que envelhecemos" (Kalache, 2014).

Os modelos ambivalentes de velhice e aposentadoria existentes podem confundir, em grande parte, a autoimagem e a autoestima da pessoa idosa que se aposenta. Como consequência, esse fato pode despertar sentimentos conflituosos, que chamarei aqui de sentimentos de "não lugar", o que pode acarretar problemas de saúde de diferentes níveis, especialmente na saúde mental.

Tenho enfatizado a individualidade da pessoa idosa e defendido sua singularidade. Entendo que, dada a heterogeneidade da população idosa, cada indivíduo, consideradas a sua subjetividade e as características próprias do envelhecimento, reage de maneira distinta, conforme apontado pela teoria *Life-Span* (Scoralick-Lempke e Barbosa, 2012). Pessoas diferentes que passam pela mesma situação têm uma interpretação subjetiva diferente. Temos de considerar que as emoções, reações, decisões e ações são impactadas pela subjetividade. Fatores subjetivos, como história de vida, personalidade, contexto sociocultural e educação, entre outros, influenciam trajetórias e as tornam únicas. O mesmo ocorre com a experiência do trabalho e da aposentadoria, por isso entendemos que não há padrões fixos e preestabelecidos para se vivenciar a aposentadoria. Cada qual com o seu propósito.

A inexistência de orientações e normas fixas e preestabelecidas para a aposentadoria gera oportunidades para o sujeito acionar a sua criatividade e a capacidade de se reinventar, de estabelecer novos propósitos que organizem o tempo livre pós-aposentadoria. Hoje, essa etapa dura de 25 a 30 anos, e é considerada a mais longa da vida, podendo ser vivida com liberdade conscientemente. Na ausência de propósitos e sentido como organizadores da vida após o afastamento do trabalho, podem surgir conflitos de diferentes ordens, com especial impacto sobre a saúde mental e a morbimortalidade.

Tendo a chance de se reinventar, muitos idosos têm preferido se manter no trabalho ou mudar de carreira, para viver a experiência de novos aprendizados. Ou ainda, sem a pressão exercida pelo controle da produtividade, podem se dedicar livremente à realização de sonhos alimentados ou reprimidos pela rotina diária durante a vida de trabalho.

A ciência já descobriu como viver mais e com mais saúde, e entendemos que mudanças de hábitos contribuem para melhores condições de vida (Veras e Oliveira, 2018).

A revolução atual é a da longevidade, e esse fato traz ao sujeito uma visão de futuro na perspectiva de vida longa. Com o aumento do segmento populacional de idosos que viverão mais e precisam viver melhor, é preciso buscar qualidade, sentido e propósito de vida (Kalache, 2014).

Na mesma direção, uma questão a ser entendida para ser equacionada é o envelhecimento do envelhecimento. As próximas décadas enfrentarão uma enorme tarefa, que será avançar com o envelhecimento saudável, ativo e inserido socialmente (Alves, 2023).

O tempo de vida, que se divide em aprendizado, vida produtiva e inatividade — a qual coincide com a aposentadoria —, reserva a esta última etapa aproximadamente 30 anos ou mais de tempo livre, a depender da longevidade. É preciso que esse tempo para a vida social seja planejado e organizado em etapas anteriores, ou que o indivíduo aposentado estabeleça um propósito de vida a ser realizado.

BENEFÍCIOS DO PROPÓSITO DE VIDA NA APOSENTADORIA

Assunto relativamente novo na práxis gerontológica, evidenciado pela experiência profissional com idosos e a literatura recente, o PV pode contribuir para a organização necessária da vida na aposentadoria e dar-lhe um sentido (Sutin *et al.*, 2023).

Muitos fatores interferem na aposentadoria ou na velhice tranquila, digna, segura e de qualidade, conforme as variáveis apresentadas ao longo deste capítulo.

Segundo Amadori e Pinto (2021), as perdas e privações que ocorrem nessa etapa devem ser contempladas, pois muitas vezes são seguidas de um período de luto e, se não abordadas com intervenções específicas, podem evoluir para alterações na vida pessoal, familiar e na comunidade e inclusive levar à depressão.

Os aposentados, principalmente em populações menos favorecidas, podem estar sujeitos a desestabilizações psicossociais e ter sua saúde física e mental afetada pelos impactos negativos da aposentadoria (Zanelli, 2012; Fontoura, Doll e Oliveira, 2015). Esses impactos podem decorrer da diminuição dos níveis de pensão, da aposentadoria em idade precoce ou do término de carreiras estáveis, contínuas e ascendentes. Podem também estar relacionados a fatores como descontinuidade do emprego e das atividades habituais e rotinas diárias, perda de *status* profissional, diminuição do padrão econômico e perda dos grupos de trabalho e de amigos.

Intervenções de profissionais da gerontologia que promovam a mudança de foco para aspectos positivos da aposentadoria podem contribuir para o enfrentamento dos inúmeros desafios de uma abordagem centrada nos aspectos desfavoráveis, nas perdas e privações que se tornam eventos estressores.

Portanto, a importância de redefinir caminhos e objetivos para o percurso da vida futura se impõe por motivos e experiências distintos. De acordo com a literatura, estabelecer propósito de vida apresenta-se como estratégia para o envelhecimento saudável e funcional (Ribeiro *et al.*, 2022).

Ao abordarmos estratégias baseadas em aspectos positivos, com possibilidade de crescimento pessoal e oportunidade de ocupar o tempo livre com objetivos e metas que possibilitem a elevação da autoestima, da autoimagem, da construção de novas subjetividades, da capacidade de reinventar-se e da aceitação da velhice, verificamos que a adaptação a esse período longo da vida será facilitada. Ações que proporcionem a convivência saudável e atividades solidárias e colaborativas são desejáveis e previnem a desadaptação e a insatisfação com a vida.

A falta de tempo nas atividades cotidianas ao longo da vida por vezes restringe as oportunidades de realizar trabalhos voluntários, a prática de esportes e lazer e a convivência com outros grupos fora do ambiente de trabalho, daí que a ruptura das relações sociais com os colegas, por ocasião da aposentadoria, pode deixar a sensação de vazio. O senso de direcionalidade e a intencionalidade na busca de propósitos estimulam a autonomia e podem levar a sentimentos de competência social, com a manutenção da rede de amigos, reforçando o bem-estar subjetivo. Medidas de intervenção que auxiliem os idosos a redefinir seu *status* social, iniciar ou desenvolver outros projetos, manter ou renovar contatos sociais contribuem para a eficácia cognitiva e a manutenção da convivência em família e em outros grupos.

Outra forma de intervir positivamente é estabelecer programas de preparo para a aposentadoria dentro das empresas, cujas estratégias devem ser pensadas de forma criativa a fim de buscar alternativas para que seja possível resgatar a dignidade do trabalhador e criar a consciência de um novo sujeito, que tem muito para viver depois de se aposentar do trabalho.

A velhice é cada vez mais longa, indo dos 60 aos 80, 90 e 100 anos. Surge, assim, uma nova faixa etária de idosos, alongando o período da aposentadoria, que por vezes é alcançada ainda em idade cronológica de vida ativa, nos casos em que o início da vida laboral é precoce e a aposentadoria se dá por direito adquirido, por tempo de contribuição. Por conseguinte, esse fato amplia o período de tempo livre, que está levando sociedades e governos a redefinirem novas regras para as aposentadorias.

Há décadas, o aumento de pessoas idosas como fenômeno populacional vem sendo assunto de sociedades científicas, de organismos de Estado e de governos, nacionais e internacionais. A Organização das Nações Unidas (ONU) e a Organização Mundial da Saúde (OMS), por meio de diretrizes estabelecidas em assembleias mundiais sobre o envelhecimento, realizadas em 1982 e 2002, buscam sensibilizar os países para a promoção do envelhecimento saudável (Brasil, 2018).

A promoção da saúde física e mental, da integração e participação social e de uma vida ativa está no centro da promoção do envelhecimento bem-sucedido. Esses aspectos contribuem para diminuir a dependência e manter o indivíduo idoso ativo a maior parte do tempo possível. Esse fato minimiza custos sociais e com a saúde.

Muitos idosos, ao se aposentarem, perdem sua capacidade econômica e não conseguem assumir os gastos com a própria saúde; alguns continuam a trabalhar para complementar a renda ou mesmo para contribuir com a renda familiar no sustento de seus membros. Verifica-se, assim, que o trabalho continua sendo uma ocupação em torno da qual a vida segue, se reorganiza, ou é desempenhado por necessidade socioeconômica, podendo tornar-se uma estratégia do indivíduo idoso para manter-se ativo e integrado.

Um grande desafio está em reverter o modelo clínico de assistência (Veras e Oliveira, 2018), que repousa sobre o corpo envelhecido e doente, para o modelo preventivo, de reabilitação e reinserção social. Essa abordagem amplia a assistência para abarcar os aspectos biopsicossociais; traz para o centro das discussões a importância da multidisciplinaridade, do atendimento integral da pessoa idosa, incluindo nos objetivos terapêuticos da equipe estimular o paciente a conhecer ou estabelecer para si um propósito de vida.

Muitos idosos, ao definir novos objetivos e metas, encontram uma motivação para viver e melhoram a qualidade de vida, o que os faz alcançar muitas realizações, compensando os esforços empreendidos na busca do propósito.

Essa postura resiliente e positiva é ainda mais benéfica quando a aposentadoria cursa com impactos negativos, pois melhora o bem-estar na velhice, apoiada no discurso da senescência, da valorização dos aspectos positivos do envelhecimento e da busca de um propósito de vida. No entanto, há de haver espaço para que a velhice e o envelhecimento sejam também vivenciados por meio do descanso, da quietude e da inatividade; caso contrário, perderíamos os diferentes modos de vida e de satisfação dos sujeitos (Silva, 2008).

A análise dos aspectos que corroboram o envelhecimento saudável e ativo pode possibilitar o planejamento e a organização das etapas futuras, incluindo preparar-se para sair do mercado de trabalho pela aposentadoria e ingressar em atividades com novas aprendizagens.

Vimos anteriormente quanto o trabalho impacta a construção da identidade do sujeito; de acordo com Borges e Yamamoto (2004, *apud* Araújo e Morais, 2017), eleva sua autoestima e lhe confere um *status* social diferenciado. Muitas vezes, a identidade está profundamente ligada à carreira profissional, e a aposentadoria pode desencadear dilemas existenciais e de identificação consigo, a ponto de surgirem questões sobre quem a pessoa é fora do contexto do trabalho. Levar os indivíduos a refletirem sobre suas realizações ao longo da vida e a reavaliarem metas pessoais pode colaborar na busca de novos objetivos ou na adaptação de metas existentes.

A mudança da rotina diária, do estilo de vida e da percepção do tempo livre pode ser vista como uma oportunidade para buscar atividades que proporcionem um senso renovado de significado. Essas atividades podem incluir, por exemplo, o voluntariado ou projetos comunitários, que oferecem novos propósitos fora do ambiente profissional. Ainda, pode-se propor a participação em atividades sociais e comunitárias, considerando que a aposentadoria afeta os relacionamentos sociais e as conexões com a comunidade. A interação social e o sentimento de pertencimento desempenham um papel crucial na busca e na manutenção do propósito de vida (Kim, Strecher e Ryff, 2014).

A adaptação à mudança de papel social pode incluir a transição de um papel profissional para papéis mais voltados para a família, a comunidade ou atividades de lazer.

Estratégias de adaptação e resiliência podem ser benéficas para lidar com a transição para a aposentadoria. Isso pode incluir explorar e compreender as estratégias adotadas por outros indivíduos durante essa fase, muitas vezes direcionadas à busca de um propósito significativo na vida após a saída do mercado de trabalho.

Transcrevo a seguir uma reflexão do ex-presidente do Uruguai, José Alberto Mujica Cordano, conhecido como Pepe Mujica:

> A vida não é só trabalhar. Tem que deixar um bom capítulo para as loucuras que cada um tem. Você é livre quando gasta o tempo de sua vida com as coisas que te motivam. De que você gosta. Para um, pode ser jogar bola; pro outro, pescar; outro, investigar uma molécula; outro, a arte. É que somos diferentes. Mas ter uma causa, ter uma paixão, isso leva tempo. [...] O problema é: em que você gasta o tempo de sua vida? Em que você gasta o milagre de ter nascido? Se você não se fizer essa pergunta, não se preocupe. O mercado vai fazer isso por você, e você vai passar a vida pagando contas e comprando coisas etc. etc. etc. Até que seja um velho destruído. E você não compra com dinheiro. Compra com o tempo de sua vida que gastou para ter esse dinheiro. Mas o tempo da vida não se repõe; a vida é uma aventura.[1]

RELATOS DE CASOS

CASO 1

Boris Casoy, brasileiro, 82 anos, figura pública, notório jornalista e apresentador de telejornais, desenvolveu sua carreira profissional em redes de rádio, televisão e

1. Trecho de vídeo que viralizou na internet há alguns anos. [N. E.]

mídia impressa de grande relevância e audiência. Com aproximadamente 65 anos de carreira, aos 80 anos de idade, durante a pandemia da covid-19, ingressou na vida acadêmica para cursar Medicina Veterinária, que, segundo ele, "era um velho sonho [...], era apenas um desejo de quem não tinha espaço em seu dia a dia para voltar à vida universitária. Então sobrou tempo e vontade de cursar, até porque não tenho vocação para o ócio e sou estimulado pelos desafios" ("Do jornalismo à...", 2021).

Este exemplo demonstra que, como mencionado anteriormente, a correlação entre trabalho e aprendizado pode ser observada ao longo da vida adulta e até mesmo na vida das pessoas idosas. Isso é evidente quando indivíduos expressam o desejo de alcançar um sonho e sentem-se motivados a fazê-lo. ■

CASO 2

Muitos aposentados continuam alimentando o *status* alcançado durante o trabalho, e outros se reinventam. Aposentar-se do trabalho não significa aposentar-se da vida, e o trabalho exercido com prazer permite muitas possibilidades, incluindo realizações dentro da área, mesmo quando o aposentado se declara "aposentado convicto". Veja, a seguir, a notícia sobre a aposentadoria de Milton Nascimento:

> Aos 81 anos, após a última turnê, que encerrou sua carreira em novembro de 2022, Milton Nascimento segue experimentando sua vida fora dos palcos, em outro ritmo: assistindo televisão, encontrando amigos, viajando, gravando um álbum inédito e, de acordo com seu filho Augusto Nascimento, seguindo sua vida normal. "Eu acho que meu pai nunca teve essa calma de poder parar sem ter um monte de gente atrás dele querendo botar para trabalhar, para fazer show", diz o filho, que acredita que o pai sempre teve muita pressão para estar nos palcos. Hoje o cantor é descrito como "um aposentado convicto", sendo que a música continua no dia a dia do artista, que lançou um EP em parceria com Chitãozinho e Xororó, em 15 de novembro de 2023 (Cruz, 2023). ■

CONSIDERAÇÕES FINAIS

A gerontologia e a geriatria, ao longo do século 20 e início deste novo milênio, ampliaram seus estudos sobre o envelhecimento, a velhice e o idoso. A longevidade bate à porta de um maior número de pessoas, que envelhecem cada qual de forma diferente. Embora as imagens da velhice e a representação social existentes no imaginário cultural coletivo sejam diversas, a sociedade tem se modificado frente ao inexorável envelhecimento da população, que é visível quando observamos a transformação da pirâmide populacional.

Contrariamente à tendência das corporações industriais do início do século 20, quando trabalhadores idosos deixavam seus postos de trabalhos para os mais jovens sob alegações de diminuição da capacidade laboral das pessoas idosas — nunca confirmada por evidências científicas, é preciso ser dito —, a saída do mercado de trabalho também era justificada pela necessidade de se manter o equilíbrio social. Entre a ambivalência dos discursos normativo e discriminatório, envelhecimento e inclusão se apresentam de diferentes formas neste século 21. Assistimos a um movimento no sentido inverso ao que ocorreu no início e nas primeiras décadas do século passado. A busca por profissionais com idade acima dos 50 anos, por sua tendência à estabilidade no emprego e seu desejo de seguir na evolução da carreira, tem aumentado, corroborando a teoria da continuidade.

O comprometimento, a capacidade de antever obstáculos — em contraponto à dos jovens, pela pouca experiência nesse aspecto — são algumas das vantagens e características que motivam as corporações a destinarem vagas para esse segmento etário, deixando a aposentadoria cada vez mais para as idades mais avançadas. O equilíbrio aqui pensado é a soma da experiência com a inovação, oportunizando a aprendizagem de novas tecnologias para as pessoas acima de 50 ou 60 anos, que, em boas condições de saúde, permanecem ativas e socialmente integradas, contribuindo para a sociedade e com a troca intergeracional de experiências, que consolidam mercados em direção ao desenvolvimento. São novos idosos. São novos tempos para a aposentadoria e a ocupação do tempo livre. São novas oportunidades, para a pessoa idosa, de estabelecer novos propósitos de vida para o tempo da aposentadoria.

REFERÊNCIAS

ALVES, J. E. D.. "O envelhecimento do envelhecimento no Brasil e no mundo". *Eco Debate*, 21 jun. 2023. Disponível em: https://www.ecodebate.com.br/2023/06/21/o-envelhecimento-do-envelhecimento-no-brasil-e-no-mundo/. Acesso em: 25 abr. 2024.

AMADORI, H. A.; PINTO, A. L. F. "Luto no idoso". In: CABRERA, M.; CUNHA, U. G. V; SOCIEDADE BRASILEIRA DE GERIATRIA E GERONTOLOGIA (org.). *PROGER — Programa de Atualização em Geriatria e Gerontologia*. Sistema de Educação Continuada a Distância, Ciclo 7, v. 4. Porto Alegre: Artmed Panamericana, 2021, p. 91-143.

ARAÚJO, M. R. M. DE; MORAIS, K. R. S. DE. "Precarização do trabalho e processo de derrocada do trabalhador". *Caderno de Psicologia Social do Trabalho*, v. 20, n. 1, p. 1-13, 2017.

BEE, H. *O ciclo vital*. Tradução de Regina Garcez. Porto Alegre: Artmed, 1997.

BRASIL. MINISTÉRIO DOS DIREITOS HUMANOS E CIDADANIA. "Plano de ação internacional para o envelhecimento". *Gov.br*, 25 abr. 2018. Disponível em: https://www.gov.br/mdh/pt-br/navegue-por-temas/pessoa-idosa/acoes-e-programas-de-gestoes-anteriores/plano-de-acao-internacional-para-o-envelhecimento. Acesso em: 25 abr. 2024.

BRASIL. Lei n. 10.741, de 1º de outubro de 2003. Dispõe sobre o Estatuto da Pessoa Idosa. Brasília: CNDI, 2003. Modificada pela Lei n. 14.423/2022.

"DO JORNALISMO À medicina veterinária: Boris Casoy é aluno da Cruzeiro do Sul Educacional". *Portal de Notícias*, 20 set. 2021. Disponível em: https://noticias.cruzeirodosuleducacional.edu.br/boris-casoy-aluno-da-cruzeiro-do-sul-educacional-fass/. Acesso em: 25 abr. 2024.

CRUZ, R. P. "'Milton virou aposentado convicto': a vida de Bituca após deixar os palcos". *Splash* UOL, 15 dez. 2023. Disponível em: https://www.uol.com.br/splash/amp-stories/milton-virou-aposentado-convicto-a-vida-de-bituca-apos-deixar-os-palcos/. Acesso em: 25 abr. 2024.

DEBERT, G. G.; SIMÕES, J. A. "Aposentadoria e a invenção da terceira idade". In: DEBERT, G. G. et al. (org.). *Antropologia e velhice*. 2. ed. Textos Didáticos, n. 13. Campinas: IFCH/Unicamp, 1998.

FEATHERSTONE, M.; HEPWORTH, M. "Images of positive aging: a case study of retirement choice magazine". In: FEATHERSTONE, M.; WERNICKE, A. (org.). *Imagens of aging — Cultural representations of late life*. Londres: Routledge, 1995, p. 29-48.

FONTOURA, D. S.; DOLL, J.; OLIVEIRA, S. N. "O desafio de aposentar-se no mundo contemporâneo". *Educação & Realidade*, v. 40, n. 1, p. 53-79, 2015. Disponível em: https://doi.org/10.1590/2175-623645774. Acesso em: 25 abr. 2024.

GONÇALVES, J. P. "Ciclo vital: início, desenvolvimento e fim da vida humana possíveis contribuições para educadores". *Revista Contexto & Educação*, v. 31, n. 98, p. 79-110,

2016. Disponível em: https://doi.org/10.21527/2179-1309.2016.98.79-110. Acesso em: 25 abr. 2024.

HELOANI, R. A. *Organização do trabalho e administração — Uma visão multidisciplinar*. São Paulo: Cortez, 1996.

IBGE — INSTITUTO BRASILEIRO DE GEOGRAFIA E ESTATÍSTICA. Censo Demográfico. 2022. Disponível em: https://www.ibge.gov.br/estatisticas/sociais/trabalho/22827-censo-demografico-2022.html. Acesso em: 25 abr. 2024.

______. Censo Demográfico. 2010. Disponível em: https://www.ibge.gov.br/estatisticas/sociais/populacao/9662-censo-demografico-2010.html. Acesso em: 25 abr. 2024.

KALACHE, A. "Respondendo à revolução da longevidade". *Ciência & Saúde Coletiva*, v. 19, n. 8, p. 3306-3306, 2014. Disponível em: https://doi.org/10.1590/1413-81232014198.02362012. Acesso em: 25 abr. 2024.

KIM, E. S.; STRECHER, V. J.; RYFF, C. D. "Purpose in life and use of preventive health care services". *Proceedings of the National Academy of Sciences*, v. 111, n. 46, p. 16331-16336, 2014. Disponível em: https://doi.org/10.1073/pnas.1414826111. Acesso em: 25 abr. 2024.

KOHLI, M. "The world we forgot: a historical review of the course". In: MARSHALL, V. W. (org.). *Later life — The social psychology of ageing*. Beverley Hills: Sage, 1986.

MCNICOLL, C. et al. *L'insertion sociale et professionnelle: une responsabilité à partager*. Rapport annuel 1996-1997 sur L'État et Les Bessoins de L'éducation. Quebec: Conseil superieur de L'education, 1997.

MORRISON, M. H. "Work and retirement in an aging society". *Daedalus*, v. 115, n. 1, p. 269-293, 1986.

OPAS — ORGANIZAÇÃO PAN-AMERICANA DA SAÚDE. *Década do Envelhecimento Saudável nas Américas (2021-2030)*. Disponível em https://www.paho.org/pt/decada-do-envelhecimento-saudavel-nas-americas-2021-2030. Acesso em: 25 abr. 2023.

PACHECO, J. L.; CARLOS, S. A. "Relações do homem com o trabalho e o processo de aposentadoria". In: FREITAS E. V.; PY, L. (orgs.); CANÇADO, F. A. X.; DOLL, J.; GORZONI, M. L. (coorgs.). *Tratado de Geriatria e Gerontologia*. 2. ed. Rio de Janeiro: Guanabara Koogan, 2006, p. 1388-1393.

PAPALEO NETTO, M. "O estudo da velhice: histórico, definição do campo e termos básicos". In: FREITAS E. V.; PY, L. (orgs.); CANÇADO, F. A. X.; DOLL, J.; GORZONI, M. L. (coorgs.). *Tratado de Geriatria e Gerontologia*. 2. ed. Rio de janeiro: Guanabara Koogan, 2006, p. 2-12.

QUEIROZ, N. C.; NERI, A. L. "Bem-estar psicológico e inteligência emocional entre homens e mulheres na meia-idade e na velhice". *Psicologia — Reflexão e Crítica*, v. 18, n. 2, p. 292--299, ago. 2005. Disponível em: https://doi.org/10.1590/S0102-79722005000200018. Acesso em: 25 abr. 2024.

RIBEIRO, C. C.; NERI, A. L.; YASSUDA, M. S. "Propósito de vida em adultos e idosos: revisão integrativa". *Ciência & Saúde Coletiva*, v. 25, n. 6, p. 2127-2142, 2020. Disponível em: https://doi.org/10.1590/1413-81232020256.20602018. Acesso em: 25 abr. 2024.

RIBEIRO, C. C. et al. "Propósito de vida e desempenho de atividades avançadas de vida diária em idosos mais velhos". *Revista Brasileira de Geriatria e Gerontologia*, v. 25, n. 5, e210216, p. 1-11, 2022.

Schneider, R. H.; Irigaray, T. Q. "O envelhecimento na atualidade: aspectos cronológicos, biológicos, psicológicos e sociais". *Estudos de Psicologia*, Campinas, v. 25, n. 4, p. 585--593, dez. 2008. Disponível em: https://doi.org/10.1590/S0103-166X2008000400013. Acesso em: 25 abr. 2024.

Scoralick-Lempke, N. N.; Barbosa, A. J. G. "Educação e envelhecimento: contribuições da perspectiva Life-Span". *Estudos de Psicologia*, Campinas, v. 29, suppl. 1, p. 647-655, dez. 2012. Disponível em: https://doi.org/10.1590/S0103-166X2012000500001. Acesso em: 25 abr. 2024.

Silva, L. R. F. "Da velhice à terceira idade: o percurso histórico das identidades atreladas ao processo do envelhecimento". *História*, Ciências, Saúde. Manguinhos, Rio de Janeiro. v. 15, n. 1, p.155-168, jan-mar. 2008.

Silva, J. K. M. et al. "Hábitos de vida, propósito de vida e funcionalidade de idosos de um centro de convivência". *Saúde e Pesquisa*, v. 15, n. 4, p. 1-12, 2022. Disponível em: https://doi.org/10.17765/2176-9206.2022v15n4.e11312. Acesso em: 25 abr. 2024.

Sutin, A. R. et al. "Sense of purpose in life and subjective cognitive failures". *Personality and Individual Differences*, v. 200, 111874, 2023. Disponível em: https://doi.org/10.1016/j.paid.2022.111874. Acesso em: 25 abr. 2024.

Veras, R. P.; Oliveira, M. "Envelhecer no Brasil: a construção de um modelo de cuidado". *Ciência & Saúde Coletiva*, v. 23, p. 1929-1936, 2018. Disponível em: https://doi.org/10.1590/1413-81232018236.04722018. Acesso em: 25 abr. 2024.

Zanelli, J. C. "Processos psicossociais, bem-estar e estresse na aposentadoria". *Revista Psicologia Organizações e Trabalho*, v. 12, n. 3, p. 329-340, 2012.

12. APRENDENDO COM OS IDOSOS DAS *BLUE ZONES*

LILIAN LIANG

The desire for what the Japanese call ikigai
is a universal human experience.[1]
Noriyuki Nakanishi, "'Ikigai' in older Japanese people"

AS *BLUE ZONES* ("ZONAS azuis", em tradução livre) são áreas específicas caracterizadas pela longevidade extrema, com alto número de nonagenários e centenários vivendo em boas condições de saúde. A primeira *blue zone* foi descoberta no final da década de 1990 pelo médico e pesquisador italiano Gianni Pes, da Universidade de Sassari, Itália. Pes observou que habitantes de diversas cidades na região central da Sardenha, especialmente nas províncias de Ogliastra e Barbagia, apresentavam altíssima expectativa de vida. Ele e sua equipe não apenas identificaram uma alta prevalência de centenários nessas regiões como também uma baixa proporção de mulheres nessa população. Nas cidades pesquisadas, era muito maior o número de homens do que o de mulheres que tinham chegado aos 100 anos com boa saúde e qualidade de vida (Poulain *et al.*, 2004).

Para facilitar sua identificação no mapa, Pes passou a assinalar essas cidades com caneta azul. Depois de algum tempo, as províncias estavam salpicadas de pontos azuis. Para publicar seus achados, o pesquisador batizou essas regiões de *blue zones*.

Porém o que parecia ser um achado isolado se popularizou graças ao trabalho do jornalista Dan Buettner, da revista *National Geographic*. Intrigado com a possibilidade de haver outros lugares no mundo com essa longevidade extrema, Buettner partiu em busca de novas zonas azuis.

1. O desejo pelo que os japoneses chamam de *ikigai* é uma experiência humana universal. (tradução livre)

Em parceria com Pes, o demógrafo belga Michel Poulain e uma série de pesquisadores e especialistas locais, o jornalista encontrou quatro outras regiões em que os residentes chegavam a idades avançadíssimas e com boa qualidade de vida: Península de Nicoya, na Costa Rica; Okinawa, no Japão; Loma Linda, na Califórnia, EUA; e Icária, na Grécia.

Embora cada região tenha suas particularidades, Buettner e pesquisadores parceiros identificaram nove hábitos comuns nas *blue zones*, que chamaram de *Power 9*:

- **Movimento natural:** os idosos dessas regiões não frequentam academia nem seguem uma planilha de exercícios. A atividade física está incorporada em suas rotinas, porque eles moram em lugares que encorajam o movimento, seja por causa da geografia acidentada do local, seja porque trabalham no campo.
- **Controle de estresse:** todos estão sujeitos a estresse, mas os residentes das zonas azuis têm mecanismos eficientes para lidar com ele. Em Icária, na Grécia, essa atitude relaxada diante da vida é apontada por especialistas como um dos principais fatores que contribuem para a longevidade.
- **Regra dos 80%:** para Buettner, o hábito observado entre os idosos japoneses de comer até estar 80% — e não 100% — saciado é um dos segredos para a longevidade extrema. Segundo ele, esses 20% é que farão diferença no ganho ou na perda de peso.
- **Alimentação baseada em plantas:** os idosos das *blue zones* têm uma alimentação majoritariamente vegetariana, com muitos grãos, tais como feijão, soja e lentilha. A carne, principalmente de porco, faz parte da dieta, mas de maneira esporádica — cerca de uma vez por semana, geralmente em ocasiões especiais.
- **Consumo de vinho:** o consumo moderado de álcool foi observado em todas as *blue zones*, com exceção de Loma Linda, que é uma comunidade adventista. Na Grécia e na Itália, o vinho é consumido durante as refeições, sempre em companhia da família e de amigos, e a quantidade se limita a duas taças por dia.

- **Pertencimento pela fé:** independentemente do tipo de religião, pertencer a uma comunidade baseada em fé e participar de seus rituais têm um impacto positivo na longevidade, podendo acrescentar de 4 a 14 anos de vida.
- **Família:** as relações familiares são fundamentais para a alta longevidade das *blue zones*. Os nonagenários e centenários têm sempre a família por perto e são amparados por ela quando há necessidade. Muitos idosos moram na mesma casa que seus familiares, o que contribui para a intergeracionalidade.
- **Relações sociais:** manter um círculo social que cultive hábitos saudáveis se mostrou um fator importante para a longevidade. Estudos mostram que tabagismo, obesidade, felicidade e mesmo a solidão são contagiosos; portanto, estar em grupos que favoreçam bons comportamentos tem um impacto positivo na saúde e no bem-estar.
- **Senso de propósito:** para muitos centenários, ter uma razão para se levantar da cama todos os dias é o que os faz continuar querendo viver. Esse propósito de vida, muitas vezes, pode ser algo trivial, mas confere sentido à existência (Buettner e Skemp, 2016).

SOBRE PROPÓSITO DE VIDA

O propósito de vida pode ser definido como "o senso de que a vida tem sentido e intencionalidade, o qual desempenha papel orientador em relação às metas de vida e à tomada de decisões relativas ao uso dos recursos pessoais" (Ribeir, Neri e Yassuda, 2020, p. 1).

Essa noção é amplamente identificada nas cinco *blue zones* como um fator que contribui para a longevidade, mas talvez sua melhor definição venha do Japão, cujas condições culturais particulares, aliadas às tradições, permitiram o desenvolvimento desse conceito. No país mais velho do mundo, a expressão "propósito de vida" é traduzida como *ikigai*, "uma palavra japonesa que descreve os prazeres e sentidos da vida. A palavra consiste, literalmente, de 'iki' (viver) e 'gai' (razão)", segundo o neurocientista Ken Mogi (2018, p. 16), em seu livro *Ikigai — Os cinco passos para encontrar seu propósito de vida e ser mais feliz*.

O termo *ikigai* é comumente utilizado para indicar a fonte de valor da vida de alguém ou para se referir a circunstâncias mentais ou espirituais sob as quais os indivíduos sentem que sua vida tem valor. Tal valor não está necessariamente relacionado ao *status* econômico e traz à pessoa uma sensação de que a vida vale a pena ser vivida (Nakanishi, 1999).

O *ikigai* é absolutamente individual, e as pessoas podem encontrar seu propósito de vida em uma ou diversas áreas da vida, como família, trabalho ou comunidade (Nakanishi, 1999). Isso é decorrente das diversas necessidades associadas ao *ikigai*, tais como a de uma existência plena, de mudança e crescimento, de perspectivas futuras, de significado e valor (Kamiya, 1996).

Da mesma forma que uma pessoa pode encontrar sua razão para viver em diferentes contextos, ela também pode ter diferentes propósitos de vida ao longo do tempo. Algo que era importante numa determinada fase já não ocupa o mesmo espaço em outra. Uma mulher que tinha seu *ikigai* na criação dos filhos pode vê-lo ser substituído por um trabalho voluntário quando os filhos saem de casa, por exemplo. As pessoas e os ambientes mudam, assim como mudam interesses, sistemas de valores e o que realmente importa para elas. A razão de viver, assim como a própria vida, é altamente flexível.

Vale ressaltar também que o *ikigai* não precisa ser algo fora do comum. Para muitos, a expressão "propósito de vida" carrega um peso enorme e evoca objetivos extraordinários, como se a razão de viver só tivesse valor se fosse nobre, generosa e digna de admiração. No entanto, essa percepção não poderia estar mais longe da verdade. Segundo Mogi, "os japoneses não precisam de motivações mentais grandiosas para seguir em frente, mas se apoiam nos pequenos rituais da rotina diária" (Mogi, 2018, p. 34). Em outras palavras: é possível encontrar sentido nas grandes aspirações, mas também nos afazeres mundanos, nos hábitos que trazem prazer, nas pequenas alegrias. Ser reconhecido como o melhor funcionário da empresa e trabalhar arduamente para atingir esse objetivo pode ser o motivo para alguém se levantar da cama todos os dias. Da mesma forma, cuidar das plantas ou buscar os netos na escola pode cumprir esse papel na vida de outra pessoa — ou até dessa mesma pessoa.

Mas quais os benefícios de se ter um *ikigai*? Estudos mostram que ter um propósito de vida bem definido traz benefícios claros à saúde durante o processo de envelhecimento. Uma revisão da literatura acerca do propósito de vida em adultos e idosos mostrou "associações robustas entre alta pontuação em propósito de vida e redução do risco para mortalidade, doença de Alzheimer, doenças coronarianas e cerebrovasculares, incapacidades e distúrbios do sono; alto propósito de vida e desfechos positivos em saúde, cognição, regulação emocional, bem-estar subjetivo e senso de ajustamento" (Ribeiro, Neri e Yassuda, 2020, p. 1).

Além do impacto direto na saúde, o *ikigai* tem uma grande influência na promoção de comportamentos que favorecem a longevidade, tais como autocuidado, desenvolvimento de habilidades, mais engajamento social e envolvimento em atividades significativas. Segundo a mesma revisão citada anteriormente, indivíduos com forte senso de propósito têm uma visão mais positiva do processo de envelhecimento e de sua própria vida (Ribeiro, Neri e Yassuda, 2020).

Essa combinação bem-sucedida de benefícios pode explicar por que o *ikigai* geralmente está associado a um sentimento generalizado de felicidade, bem como de robustez e resiliência diante das adversidades. É ele que permite que os recomeços aconteçam tantas vezes quantas forem necessárias (Mogi, 2018).

IKIGAI NAS *BLUE ZONES*

Foi uma associação de todos esses aspectos citados que eu e o cineasta Gabriel Martinez encontramos nos idosos que entrevistamos na Expedição Longevidade — um projeto cuja proposta era visitar as *blue zones*, com o intuito de entender *in loco* o que leva a população dessas regiões a viver tanto, com saúde e qualidade de vida.

A viagem, realizada entre abril e junho de 2023, teve início na Costa Rica e seguiu para os Estados Unidos, o Japão, a Grécia e a Itália. A Expedição foi concluída em Veranópolis, cidade na serra gaúcha considerada a "*blue zone* brasileira" e berço do Projeto Veranópolis, que há quase

30 anos estuda o envelhecimento, a longevidade e a qualidade de vida da população local. Os achados dessa viagem darão origem a um documentário, a ser lançado em 2025.

Ao longo desses três meses, entrevistamos 47 idosos. A maioria deles tinha entre 80 e 100 anos. A entrevistada mais nova tinha 73 anos, e a mais velha, 107. As entrevistas foram conduzidas com o auxílio de tradutores e procuraram explorar a história desses idosos, seus hábitos de vida e suas percepções sobre temas como relacionamentos, família, trabalho, espiritualidade e propósito de vida, entre outros. Foram entrevistados também pesquisadores de diversas áreas do saber — saúde, antropologia, gastronomia, artes, espiritualidade — que se dedicam ao estudo da longevidade nessas populações.

O que observamos durante as conversas é que a grande maioria dos idosos das *blue zones* tinha um *ikigai*, embora o grau de compreensão sobre sua importância e impacto na saúde e bem-estar geral variasse. Nem todos sabiam elaborar detalhadamente sobre o assunto, mas eram categóricos em dizer que ter um propósito de vida ajudava no bom envelhecimento.

Cada idoso entrevistado tinha um *ikigai* e falava com prazer e alegria sobre aquela que era a sua razão de viver. A maioria caía em grandes categorias comuns, que exploraremos a seguir.

FÉ E ESPIRITUALIDADE

Loma Linda é uma cidade na Califórnia com pouco mais de 25 mil habitantes, dos quais um terço é adventista do sétimo dia. Não à toa, boa parte da estrutura da cidade está relacionada à Igreja Adventista, como a universidade, o hospital e a maioria das igrejas.

Loma Linda destoa das outras *blue zones* por ser um polo de longevidade num ambiente urbano, longe da natureza. A altíssima expectativa de vida na cidade se dá principalmente em função do estilo de vida adventista, que, entre outras recomendações, estabelece uma dieta vegetariana, condena o uso de álcool, drogas e tabaco, encoraja a atividade física, estimula o voluntariado e observa o sábado como dia de descanso.

O haitiano Gourdet Gaspard, um senhor distinto, de voz baixa e que carrega um leve sotaque francês apesar de estar há décadas nos Estados Unidos, é membro dessa comunidade adventista. Aos 83 anos, é ele quem coordena a International Student Pantry, uma organização não governamental criada em 2010 para ajudar estudantes desfavorecidos da Universidade de Loma Linda, principalmente os internacionais. Gaspard acorda diariamente às 3h30 para coordenar toda a rede de fornecedores e voluntários envolvidos nessa ação. Sua ONG a princípio se dedicava apenas a alimentar os estudantes, mas com o tempo passou a ajudá-los em outras frentes, como moradia. O octogenário não tem intenção de parar. Para ele, essa ação voluntária não é só uma expressão palpável de sua fé, mas é parte do que compõe seu propósito de vida.

Como Gaspard, Marijke Sawyer, uma animadíssima senhora de 73 anos, também faz parte da comunidade adventista em Loma Linda. Ela deixou a Holanda para se casar com Tom, um americano membro da Igreja Adventista do Sétimo Dia. Adotou a religião do marido e, desde então, segue com afinco seus preceitos. O propósito de vida de Marijke é bem claro: praticar sua fé com dedicação, observando ao máximo os mandamentos bíblicos. Segundo ela, servir aos outros na comunidade é o que dá sentido à sua vida. Para isso, ela é voluntária em diversas ações promovidas pela igreja — visita idosos em instituições de longa permanência, alimenta moradores de rua, coordena doações. Seu *ikigai* está diretamente relacionado à sua fé e tem impacto imenso em seu envelhecimento.

Leland Juul, 98 anos, é um dos idosos visitados periodicamente por Marijke. Sua saúde mais frágil não impede que ele faça caminhada três vezes ao dia na rua do residencial, com auxílio de um andador. Além disso, ele participa de sessões de atividade física oferecidas no residencial, juntamente com outros moradores. Juul também observa os preceitos da fé adventista e continua ativo em atos de voluntariado. Seu *ikigai*? Fazer chocolates para distribuir para os vizinhos, idosos que, como ele, vivem longe da família. Ele os acondiciona em pequenos potes, um para chocolate ao leite e outro para chocolate branco, e presenteia as outras pessoas do residencial. Nós mesmos fomos alvo da gentileza de Juul: ao chegarmos em seu pequeno apartamento, ele de pronto nos ofereceu seus chocolates, que aceitamos de bom grado. Vendo quanto os havíamos apreciado, o quase centenário esperou na recepção até que terminássemos outra entrevista no prédio, e então nos deu mais chocolates para levar para casa. Juul não tinha mais condições de se engajar em ações voluntárias complexas ou que exigissem muito fisicamente, mas encontrou formas de se adaptar e manter seu *ikigai*.

Como na maioria das comunidades baseadas em fé, Gaspard, Marijke e Juul têm uma noção muito clara de que seu propósito de vida está relacionado ao aspecto espiritual — a devoção a Deus. Para eles, essa devoção se traduz no servir ao próximo por meio de ações voluntárias. Mas como o *ikigai* é individual e preenche necessidades específicas de cada indivíduo, Marijke visita idosos em instituições de longa permanência, Gaspard presta assistência a alunos em dificuldades e Juul distribui chocolates em seu residencial. Gestos voluntários, grandes e pequenos, que não só beneficiam quem recebe a gentileza como também impactam a saúde e a qualidade de vida de quem a pratica.

RELACIONAMENTOS E FAMÍLIA

Para muitos idosos que encontramos nas *blue zones*, o *ikigai* eram seus relacionamentos. Isso quer dizer que o propósito de vida desses entrevistados estava nas conexões que tinham com os amigos, a comunidade e a família.

Em Okinawa, muitos idosos se referiram ao conceito de *moai* quando indagados sobre seu *ikigai*. Segundo Dan Buettner, o termo "moai" nasceu há séculos como um sistema de apoio financeiro de um vilarejo. "Originalmente, os *moais* eram formados para reunir os recursos de uma vila inteira para projetos ou obras públicas. Se alguém precisasse de capital para comprar terra ou cuidar de uma emergência, a única forma era reunir dinheiro localmente" (Kotifani, 2018, p. 1).

Hoje, o conceito de *moai* se expandiu para uma rede de apoio social, um grupo de pessoas com interesses comuns que se reúnem para auxílio mútuo, seja social, financeiro, emocional ou espiritual, desenvolvendo laços de afeto e confiança que se fortalecem ao longo do tempo.

Ainda de acordo com Buettner, tradicionalmente as crianças eram reunidas em grupos de cinco e faziam uma espécie de compromisso para a vida. Esse *moai* se tornava uma segunda família, que se encontrava regularmente para falar sobre trabalho, diversão ou reunir recursos. Há registros de *moais* que duraram mais de 90 anos (Kotifani, 2018). As relações com as amigas foram citadas como o propósito de vida das integrantes de um grupo falante e cheio de vida na vila de Kitanakagusuku, no distrito de Nakagami. Ukiko Kina, de 89 anos, Tiyoko Asato, de 82 anos, Kinue Taira, de 88 anos, e Kazuko Asato, de 74 anos, haviam acabado de retornar de uma viagem para Hokkaido, custeada com o dinheiro que levantaram no *moai*, e se revezavam para contar detalhes da aventura: as cerejeiras, o excesso de peso na bagagem, a ida ao correio para despachar os presentes para os netos. Para elas, essa conexão com as amigas as mantém engajadas na vida e desejosas de continuar.

Entre as atividades que realizam juntas estão as partidas de *gateball* (pronuncia-se "getoboru", em japonês), um esporte semelhante ao críquete, com outros idosos que moram na vila. A quadra de *gateball* de Kitanakagusuku fica na parte alta da vila, e muitos vão até lá a pé. Os times, mistos, reúnem-se semanalmente para partidas animadas, que são sempre concluídas com um lanche, muitas risadas e confraternização sob uma tenda improvisada.

Quando essas mulheres afirmam que as relações de amizade são seu *ikigai*, elas se referem a muito mais do que o simples encontro. Através desses relacionamentos, elas participam de ocasiões sociais, praticam atividade física, fazem planos para o futuro, apoiam-se mutuamente, compartilham alegrias, dividem momentos difíceis. Cada uma pode ter um *ikigai* dentro desse contexto — as conversas, os jogos, as viagens —, mas o *moai* acaba representando tudo isso. Esse grupo, como propósito de vida, favorece a adoção de comportamentos que contribuem para um relacionamento ativo e saudável.

Já na península de Nicoya, na Costa Rica, muitos idosos apontaram os relacionamentos familiares como a razão para acordarem todos os dias. Todos os centenários com quem conversamos moravam junto ou muito perto de seus filhos e netos. A família ocupa um lugar central não apenas em sua rotina, mas em sua própria identidade.

No livro *The blue zones*, de Dan Buettner, um dos especialistas entrevistados afirma que a maioria dos nonagenários com alta funcionalidade tem alguns aspectos em comum. "Um deles é o fato de eles terem uma forte noção de servir aos outros ou cuidar da família. Nós observamos que, assim que eles perdem isso, o interruptor desliga. Eles morrem muito rapidamente se não se sentem necessários" (Kotifani, 2018, p. 190).

É o caso de José Ramiro Hipólito Guadamuz Chavarría, um senhor de 102 anos que parece ter saído de um filme de faroeste, com suas botas e chapéu de caubói. Dom Ramiro, como é conhecido, poderia ser o garoto-propaganda da *blue zone* de Nicoya: saudável e independente, vive montado em seu cavalo, trabalhando com gado, visitando amigos, e tem uma vida social agitadíssima. Galanteador, gosta de sair para dançar.

Mas o que realmente faz seus olhos brilharem é sua família — filhos, netos e bisnetos. Tem um relacionamento particularmente próximo com uma das netas, que ficou viúva recentemente, com pouco menos de 30 anos. Ela tinha um filho pequeno e estava grávida do segundo quando o marido morreu num acidente de moto. Dom Ramiro, que, ao contrário da maioria dos centenários entrevistados em Nicoya, tem uma ótima condição financeira, entrou em ação para ajudá-la naquela situação complicada: construiu uma casa para ela em sua propriedade, para que tivesse uma rede de apoio mais próxima. Ele também cuida dos bisnetos e já leva o mais novo, que ainda não completou 1 ano, para cavalgar.

Dom Ramiro encontra na família o sentido de sua vida. Seus filhos, genros, noras e netos são presença constante em sua casa. Ele ocupa o papel de patriarca da família e se sente necessário para seu núcleo. É consultado para as mais variadas questões e leva a sério essa responsabilidade — no dia em que um de seus filhos vendeu uma propriedade sem discutir com ele antes, por exemplo, Dom Ramiro caiu doente. Ao mesmo tempo que acolhe, o centenário também é acolhido com afeto e carinho pela família. Hoje ele é independente e não precisa de ajuda para nada. Mas tem a segurança de que, quando estiver debilitado e necessitar de auxílio e cuidados, terá com quem contar.

Ao contrário de Dom Ramiro, Trinidad Espinoza Medina, de 107 anos, tem a saúde fragilizada e vive em situação de pobreza. Mora num casebre no mesmo bairro em que nasceu, em 1916. É absolutamente lúcida, mas anda e se movimenta com muita dificuldade. Precisa de ajuda para as atividades mais simples e, para isso, conta com os cuidados de sua filha Marta, de 70 anos, com quem mora. Mas, da mesma forma que Dom Ramiro, Doña Trini, como é chamada, também tem seu propósito de vida na família. Teve 12 filhos, e a árvore genealógica a partir dela já chega à quarta geração. A família está espalhada pelo país, e é para vê-los que ela quer continuar vivendo. A centenária não tem medo da morte. Quando reza, pede a Deus duas coisas: que lhe dê mais anos de vida e que nunca lhe falte comida.

Para outros idosos, a família é literalmente a única razão para que se mantenham vivos. Pelo menos é assim para Athina Katinou, de 101 anos, em Icária, na Grécia. Quando a encontramos, a bem-humorada centenária estava sentada no sofá da sala, tricotando. Tinha boa saúde e, até alguns anos antes, ainda trabalhava no tear. No entanto, começou a ficar mais frágil e com mais dificuldade para se movimentar. As limitações começaram a incomodá-la. Hoje se sente feliz fazendo peças de tricô, que mostra com orgulho, mas sua filha relatou que, quando completou 100 anos, Athina confessou que, se tivesse a opção, preferiria morrer. Só não cometia suicídio por causa da família. As estantes e as paredes de sua casa são forradas de porta-retratos com fotos de familiares em momentos de alegria e ocasiões especiais.

Tanto as relações de amizade quanto as relações familiares estavam entre os propósitos de vida mais citados pelos entrevistados na Expedição Longevidade, independentemente de *status* socioeconômico. As conexões afetivas e todos os benefícios trazidos por elas parecem ser a razão para que centenários em todas as *blue zones* tenham vontade de continuar vivendo, mesmo com as limitações impostas pelo envelhecimento.

TRABALHO

Para muitos, é um contrassenso que o *ikigai* de algumas pessoas seja o trabalho. Isso porque o termo "trabalho" ainda carrega a conotação de algo pouco prazeroso, que as pessoas desempenham apenas por obrigação — exatamente o contrário do que propõe o *ikigai*.

Porém o trabalho é exatamente o que confere a muitos idosos a motivação para continuar. Em Okinawa, por exemplo, o conceito de aposentadoria não existe, porque os idosos continuam desempenhando atividades, como guiar o vilarejo espiritualmente ou transmitir as tradições aos mais novos. De acordo com Buettner, a perda repentina de seu papel tradicional tem impacto mensurável na mortalidade dos indivíduos. Ele cita o exemplo de professores e policiais, que geralmente morrem logo depois que param de trabalhar. "Policiais e professores têm um propósito muito claro e um *status* relativamente alto. Quando se aposentam, eles perdem essas duas qualidades e tendem a declinar rapidamente" (Kotifani, 2018, p. 8).

Isso não quer dizer que os centenários nas *blue zones* continuem trabalhando como faziam quando eram jovens, nem que seu sustento dependa disso. O que transforma o trabalho em propósito de vida para muitos desses idosos é o exercício daquela atividade e a sensação de continuar produtivo, mesmo com limitações.

Por muito pouco não conhecemos uma idosa que reunia todas essas características na ilha de Icária, a *blue zone* grega. Segundo o dono do hotel onde nos hospedamos, ela havia morrido pouco menos de um mês antes da nossa chegada — ele não sabia sua idade exata, mas certamente mais de 110 anos. A centenária, que gostava de trabalhar com tear, havia ficado famosa por um ato inusitado: solicitar um empréstimo ao banco para expandir suas operações. O pedido foi obviamente negado e ela não conseguiu aumentar seu negócio. Não pudemos entrevistá-la, mas creio que é seguro dizer que uma das razões pelas quais acordava todos os dias era seu trabalho.

Mas Icária nos deu o privilégio de conhecer Maria Moula, de 93 anos. Ela acredita ser mais velha, talvez 95 ou 96 anos, porque, na época em que nasceu, era comum os pais demorarem para registrar as crianças, especialmente meninas. Baixinha, atarracada e de riso fácil, Marika, como é chamada, é um furacão de energia. Trabalha praticamente todos os dias em sua horta, que ocupa uma área significativa do terreno onde mora.

São fileiras intermináveis de hortaliças e legumes, que ela planta, aduba, rega, cuida. Também cultiva flores, tem predileção por rosas. Dependendo da época, passa longos períodos ajoelhada na terra, arrancando as ervas daninhas que insistem em crescer. Toda a produção é usada em sua cozinha, nas refeições que prepara para si e para o filho, que desde o divórcio mora numa casa contígua. Quando comentamos que esse arranjo era conveniente, porque assim o filho poderia cuidar dela, nossa produtora não hesitou em responder: "A verdade é que é ela quem cuida dele".

Marika não tem medo de trabalho pesado. Pelo contrário: seu vigor físico e disposição permitem que ela também cuide da horta dos vizinhos, em troca de um pequeno pagamento. Na segunda visita que fizemos à sua casa, eram quase 17 horas e ela retornava de um dia inteiro cuidando dos jardins e hortas de propriedades nas imediações. Vai e volta sozinha, a pé.

A nonagenária enxerga o trabalho como uma atividade que preenche e dá sentido aos seus dias. Esse mesmo trabalho também proporciona a ela a oportunidade de continuar ativa fisicamente, de comer alimentos frescos, de estar em contato com a natureza, de interagir com outras pessoas. Seu *ikigai* acaba trazendo mais benefícios do que simplesmente fazê-la ter vontade de sair da cama. Ele permite que ela tenha condições para tanto.

Enquanto Marika encontra seu *ikigai* no trabalho no campo, Maria Bangoni, de 92 anos, tem seu *ikigai* num lugar completamente diferente: num hotel três estrelas na cidade de Santa Maria Navarrese, na província de Nuoro, na Sardenha. Maria, uma senhora elegante de cabelo impecável, é dona de um dos hotéis mais antigos da cidade, que construiu quando seus filhos ainda eram pequenos. Na época, foi alvo da incredulidade de uma sociedade que ainda não conseguia conceber uma mulher à frente de um projeto daquele tamanho. Determinada, não deu ouvidos às críticas e seguiu adiante. Décadas depois, ela e seu hotel continuam na ativa. Maria não participa mais do dia a dia do negócio, mas é consultada para as grandes decisões. Hoje, quem toca o hotel é uma de suas filhas, e recentemente uma de suas netas começou a trabalhar no empreendimento da família.

Após o término da entrevista, a nonagenária não perdeu tempo: foi checar como estavam os preparativos para o jantar dos hóspedes, conversou com funcionários, organizou as toalhas de mesa no restaurante. Só então foi buscar os deliciosos crepes de laranja e mel que havia preparado gentilmente para a nossa equipe. Depois da família, o principal propósito de vida de Maria é o trabalho. Para ela, continuar produtiva ajuda em sua longevidade e a se manter relevante, tanto na estrutura familiar quanto na própria sociedade.

O trabalho como *ikigai* preenche as lacunas de crescimento e valor, que muitas vezes são abandonadas à medida que a pessoa envelhece, quando um trabalho nos moldes formais não é mais possível. Os entrevistados que já não trabalhavam mais lembravam saudosamente dos tempos em que tinham um ofício ao qual se dedicavam. Aqueles que ainda tinham o trabalho como um dos propósitos de vida o descreviam como uma fonte enorme de satisfação e realização pessoal, algo que gostariam de continuar fazendo enquanto tivessem saúde e disposição.

CONSIDERAÇÕES FINAIS

As conversas com os idosos nas *blue zones* durante a Expedição Longevidade demonstraram o que diversos estudos já apontam: que indivíduos que têm um propósito de vida claro e bem estabelecido vivem e envelhecem melhor, com mais qualidade de vida e bem-estar.

No decorrer deste capítulo, organizamos os tipos de *ikigai* segundo a frequência com que apareciam em nossas entrevistas. Foram selecionados casos que ilustrassem bem a maneira que um determinado propósito de vida impactava o idoso e seu contexto. Coincidentemente ou não, os indivíduos aqui apresentados tinham boa condição geral de saúde, bons relacionamentos sociais e fortes conexões familiares. Entendemos que o *ikigai* bem definido faz parte de um conjunto de outras atitudes que contribuem para esse resultado.

Isso não quer dizer que todas as pessoas com quem conversamos tinham um propósito de vida que se encaixasse em alguma das três categorias criadas. Encontramos idosos que citaram propósitos de vida bem pontuais, como buscar o neto na escola, jogar cartas com os amigos ou lutar caratê. Outros entrevistados relataram não ter propósito de vida — ouvimos mais de uma vez: "Estou apenas à espera da morte". Mas eram idosos que, mesmo sem uma razão clara para acordar todos os dias, apresentavam idade avançada, o que mostra que a longevidade é decorrente de uma série de fatores e não de um único fator isolado, como o *ikigai*.

Vale mencionar que o que diferencia o envelhecimento nas *blue zones* é o fato de as pessoas viverem até idades muito avançadas com alta qualidade de vida, que envolve não apenas aspectos físicos, mas também psicológicos e sociais. Um estudo de 2016 conduzido com 43 centenários na península de Nicoya, na Costa Rica, mostrou que não se trata de um envelhecimento isento de limitações. Foram encontradas, por exemplo, altas taxas de desnutrição e hipertensão, com dependência para atividades básicas da vida diária (Madrigal-Leer *et al.*, 2020). No entanto, outros aspectos — como bons relacionamentos, laços familiares, espiritualidade e, claro, propósito de vida — asseguravam um envelhecimento de qualidade, mesmo diante das dificuldades.

Embora não seja um conceito novo, o *ikigai* ganhou popularidade mundialmente graças às *blue zones*. Em agosto de 2023, a Netflix lançou a série *Como viver até os 100 — Os segredos das zonas azuis*, em que o pesquisador Dan Buettner aborda os muitos fatores que podem levar à longevidade. No episódio sobre Okinawa, é apresentada talvez a melhor definição de *ikigai*: "*Ikigai* é um tipo de missão, um senso de propósito. [...] Quem tem esse senso constante de propósito conhece seu valor, e isso torna as decisões cotidianas muito fáceis, porque você conhece sua essência".

REFERÊNCIAS

BUETTNER, D. *The blue zones — 9 lessons for living longer from the people who've lived the longest.* Washington: National Geographic Society, 2012.

BUETTNER, D.; SKEMP, S. "Blue Zones: lessons from the world's longest lived". *American Journal of Lifestyle Medicine*, Thousand Oaks, Califórnia, v. 10, n. 5, p. 318-321, jul. 2016. Disponível em: https://doi.org/10.1177/1559827616637066. Acesso em: 25 mar. 2014.

COMO *viver até os 100 — Os segredos das zonas azuis*. Direção de Clay Jeter. Estados Unidos: Netflix, 2023. Episódio 1.

Kamiya, M. *Ikigai*. Tókio: Misuzu Shobo, 1996.

Kotifani, A. "Moai: this tradition is why Okinawan people live longer, better". *Blue Zones*, ago. 2018. Disponível em: https://www.bluezones.com/2018/08/moai-this-tradition-is-why-okinawan-people-live-longer-better/. Acesso em: 23 nov. 2023.

Madrigal-Leer, F. et al. "Clinical, functional, mental and social profile of the Nicoya peninsula centenarians, Costa Rica, 2017". *Aging Clinical and Experimental Research*, v. 32, n. 2, p. 313-321, fev. 2020. Disponível em: https://doi.org/10.1007/s40520-019-01176-9. Acesso em: 25 mar. 2024.

Mogi, K. *Ikigai — Os cinco passos para encontrar seu propósito de vida e ser mais feliz*. Bauru: Astral Cultural, 2018.

Nakanishi, N. " 'Ikigai' in older Japanese people". *Age and Ageing*, London, v. 28, n. 3, p. 323--324, maio 1999. Disponível em: https://doi.org/10.1093/ageing/28.3.323. Acesso em: 25 mar. 2024.

Poulain, M. et al. "Identification of a geographic area characterized by extreme longevity in the Sardinia island: the AKEA study". *Experimental Gerontology*, Oxford, v. 39, n. 9, p. 1423--1429, set. 2004. Disponível em: https://doi.org/10.1016/j.exger.2004.06.016. Acesso em: 25 mar. 2024.

Ribeiro, C. C.; Neri, A. L.; Yassuda, M. S. "Propósito de vida em adultos e idosos: revisão integrativa". *Ciência & Saúde Coletiva*, Rio de Janeiro, v. 25, n. 6, p. 2127-2142, jun. 2020. Disponível em: https://doi.org/10.1590/1413-81232020256.20602018. Acesso em: 25 mar. 2024.

POSFÁCIO

O ENVELHECIMENTO POPULACIONAL E o aumento da longevidade em curso no Brasil, associados às mudanças normativas e não normativas que ocorrem na velhice, remetem a condições de risco na adaptação a esse contexto, possibilitando aos interessados no tema ampliar a realização de estudos sob as variáveis que favorecem o bem-estar da pessoa idosa e o envelhecimento bem-sucedido. Entre elas, figuram como as mais importantes aquelas que são modificáveis, caso do bem-estar psicológico (BEP) e de uma de suas dimensões, o propósito de vida (PV).

Na velhice avançada, aumenta o risco de perdas nas capacidades físicas e/ou cognitivas, além de potencial vivência de adversidades individuais e familiares. Pesquisas gerontológicas devem produzir conhecimento sobre as variáveis que podem contribuir para uma longevidade saudável, e o PV destaca-se como um marcador significativo de saúde física e mental, figurando como uma variável importante e, em tese, passível de intervenção.

As pesquisas sobre propósito de vida em idosos no Brasil começaram a avançar a partir de 2018, com as publicações originadas da tese de doutorado *Propósito de vida e funcionalidade em idosos participantes do Estudo Fibra 80*, defendida na Pós-Graduação Stricto Sensu do Programa de Gerontologia da Universidade Estadual de Campinas (Unicamp). Desde então, outros pesquisadores se interessaram pela temática e novas publicações surgiram. Seis anos se passaram e, até o presente momento, nenhuma obra brasileira específica sobre o tema havia sido publicada. Surgiu, assim, a necessidade de preencher tal lacuna, servindo de referência à temática e aproveitando o seu caráter inédito.

Cada um dos autores desta obra foi escolhido por ser considerado referência em sua área e por se destacar na práxis gerontológica, bem como pela assunção do tema propósito de vida em sua realidade pessoal e profissional.

Os conteúdos expostos nos capítulos servem de luz para que profissionais, familiares, cuidadores e amigos incentivem e contribuam para o aumento do propósito de vida da pessoa idosa.

Os dados apresentados indicam que a tendência de extrair significado de experiências de vida e ter um sentido de intencionalidade e direcionamento podem orientar o comportamento dos indivíduos, contribuindo para o envelhecimento bem-sucedido. O PV pode atuar como fator de proteção significativo quanto a mortalidade, doenças cardiovasculares e cerebrovasculares, alterações cognitivas, demências, limitação funcional e imobilidade, hospitalizações e outros desfechos negativos de saúde. É relativamente pouco afetado por variáveis sociodemográficas e é estável nas idades em geral, na vida adulta e na velhice, mas declina na velhice avançada.

O propósito de vida pode ser melhorado por meio do envolvimento em atividades significativas, como atividades de lazer, educacionais, filantrópicas, sociais, culturais ou familiares. Mesmo pequenas mudanças comportamentais podem contribuir para um maior senso de intencionalidade, utilidade e relevância. Intervenções focadas na melhoria do PV de idosos podem ajudar a fortalecer as reservas neurológicas e cognitivas, o senso de controle, o senso de competência e o comportamento orientado ao cumprimento de metas. Podem ser de grande valia para atenuar, postergar e diminuir o declínio cognitivo, a imobilidade e a incapacidade na idade avançada.

Nosso intento, portanto, é que esta obra possa orientar futuras pesquisas a partir dos temas apresentados e, mais especificamente, em relação às intervenções que auxiliem as pessoas idosas a identificarem atividades significativas, engajando-as em comportamentos direcionados por objetivos e metas.

A todos os leitores, desejamos que este livro contribua para um envelhecimento e uma velhice com propósitos.

Votos de uma longevidade produtiva!

CRISTINA CRISTOVÃO RIBEIRO

FILMOGRAFIA SOBRE PROPÓSITO DE VIDA EM PESSOAS IDOSAS

Os sonhos não envelhecem.

Márcio Borges, *Histórias do clube da esquina*

O TEMA PROPÓSITO DE VIDA já inspirou muitas produções. Confira algumas sugestões de documentários, séries, dramas, romances, comédias e aventuras envolvendo essa temática com pessoas idosas.

A GANGUE da Luva Verde (*Gang Zielonej Rekawiczki*). Direção: Tadeusz Sliwa. Produção: Daria Drzewiecka, Magdalena Jaworska. Distribuidores: Netflix. País: Polônia, 2022. 1 temporada, 8 episódios.

A série narra a história de quando um assalto dá errado; três criminosas da terceira idade se escondem em uma residência para pessoas idosas e descobrem um segredo sinistro.

A ÚLTIMA gargalhada (*The Last Laugh*). Direção: Greg Pritikin. Produção: Rob Paris. Distribuidores: Netflix. País: Estados Unidos, 2019. 98 min.

Depois de se mudar para uma residência para pessoas idosas, Al, um inquilino empresário do showbiz, retoma o contato com o cliente Buddy e o convence a voltar ao circuito de comédia.

ANTES de partir (*The Bucket List*). Direção: Rob Reiner. Produção: Craig Zadan, Neil Meron, Alan Greisman, Rob Reiner. Distribuidores: Warner Bros. País: Estados Unidos, 2007. 97 min.

O bilionário Edward Cole e o mecânico Carter Chambers são dois pacientes terminais em um mesmo quarto de hospital. Quando se conhecem, resolvem escrever uma lista das coisas que desejam fazer antes de morrer e fogem do hospital para realizá-las.

Como viver até os 100 — Os segredos das zonas azuis (*Live to 100: Secrets of the Blue Zones*). Direção de Clay Jeter. Estados Unidos: Netflix, 2023. Minissérie, 4 episódios.

Viaje pelo mundo com o escritor Dan Buettner e descubra cinco lugares onde as pessoas têm vida muito longa e feliz.

Despedida em grande estilo (*Going in Style*). Direção: Zach Braff. Produção: Donald De Line, Tony Bill. Distribuidores: Warner Bros Pictures. País: Estados Unidos, 2017. 96 min.

Willie, Joe e Albert, três aposentados e grandes amigos, desesperados para pagar as contas e corresponder às expectativas de seus amados, arriscam tudo em um lance ousado para roubar o banco que desapareceu com o dinheiro deles.

Diário de uma paixão (*The Notebook*). Direção: Nick Cassavetes. Produção: Mark Johnson, Lynn Harris. Distribuidores: New Line Cinema. País: Estados Unidos, 2004. 123 min.

A história se passa em uma residência para pessoas idosas, onde um homem idoso chamado Noah passa os dias lendo um diário para uma mulher chamada Allie. Por causa de sua doença de Alzheimer, ela não se lembra de detalhes de sua vida.

Navillera. Direção: Han Dong-hwa. Produção: Lee Eun-Mi. Distribuidores: Netflix. País: Coreia do Sul, 2021. 1 temporada, 12 episódios.

Esta série coreana conta a história de Deok-chul, um carteiro aposentado de 70 anos que decide realizar seu sonho de aprender balé. Sua família, incluindo a esposa e os filhos adultos, não está feliz com sua escolha, mas Deok-chul não parece inclinado a desistir.

Nebraska. Direção: Alexander Payne. Produção: Albert Berger. Distribuidores: Sony Pictures. País: Estados Unidos, 2013. 115 min.

Um filho decidirá acompanhar seu velho pai até Nebraska com a finalidade de cobrar um cheque de um milhão de dólares que ele supostamente ganhou. A relação entre eles nunca foi boa, mas a viagem poderá trazer benefícios para os dois.

Nyad. Direção: Jimmy Chin, Elizabeth Chai Vasarhelyi. Produção: Andrew Lazar, Teddy Schwarzman. Distribuidores: Netflix. País. Estados Unidos, 2023. 121 min.

Com mais de 60 anos de idade, a atleta Diana Nyad se prepara para realizar o sonho da sua vida: nadar de Cuba até a Flórida, uma travessia em águas abertas de mais de 160 km.

O centenário que saiu sem pagar a conta e sumiu (*The 101-Year-Old Man Who Skipped Out on The Bill and Disappeared*). Direção: Felix Herngren, Mans Herngren. Produção: Felix Herngren. Distribuidores: Netflix. País: Suécia, 2016. 108 min.

Precisando de dinheiro, um ex-espião excêntrico e seu amigo octogenário partem em uma busca internacional pela fórmula de um refrigerante soviético valioso.

O curioso caso de Benjamim Button (*The Curious Case of Benjamin Button*). Direção: David Fincher. Produção: Ceán Chaffin, Kathleen Kennedy, Frank Marshall. Distribuidores: Warner Bros; Paramount Pictures. País: Estados Unidos, 2009. 165 min.

Benjamin Button é um homem que nasce idoso e rejuvenesce à medida que o tempo passa.

O pior vizinho do mundo (*A Man Called Otto*). Direção: Marc Forster. Produção: Tom Hanks, Rita Wilson, Fredrik Wikström Nicastro, Gary Goetzman. Distribuidores: Sony Pictures Releasing. País: Estados Unidos, 2023. 126 min.

Otto Anderson, um viúvo mal-humorado e enraizado em seus costumes, encontra uma aliada em sua nova vizinha Marisol, levando a uma amizade improvável que vai mudar a sua vida.

Pacarrete. Direção: Allan Deberton. Produção: Clara Bastos. Distribuidores: Vitrine Filmes. País: Brasil, 2019. 97 min.

Nascida e criada em Russas, uma cidadezinha no interior do Ceará, Pacarrete é uma professora de dança aposentada que alimenta desde criança o sonho de ser artista. Agora, ela planeja estrelar um balé na festa de aniversário da cidade.

Sra. Harris vai a Paris (*Mrs. Harris Goes to Paris*). Direção: Antonio Fabiano. Produção: Anthony Fabian, Guillaume Benski, Xavier Marchand. Distribuidores: Universal Studios; Focus Features. País: Reino Unido; Canadá; França; Hungria; Bélgica, 2022. 116 min.

Uma faxineira viúva, que mora na capital da Inglaterra nos anos 1950, se apaixona por um vestido de alta costura e decide que deve ter um para si. Depois de trabalhar para arrecadar fundos, ela começa uma aventura pela Françaem busca do seu sonho.

Tomates verdes fritos (*Fried Green Tomatoes*). Direção: Jon Avnet. Produção: Jon Avnet, Jordan Kerner. Distribuidores: Universal Studios. País: Estados Unidos, 1991. 130 min.

Evelyn Couch visita um familiar em uma residência para idosos e, lá, encontra Ninny Threadgoode, uma senhora que a traz uma nova perspectiva por meio de relatos do seu passado, dando a Evelyn confiança para mudar sua própria vida.

Tudo o que você quer (*Tutto quello che vuoi*). Direção: Francesco Bruni. Produção: Beppe Caschetto. Distribuidores: Prime Vídeo. País: Itália, 2017. 106 min.

Alessandro, um jovem de 22 anos com uma vida complicada, aceita um trabalho voluntário curioso: será o cuidador de um senhor idoso de 85 anos, Giorgio, um antigo poeta hoje com a memória comprometida. Acompanhando o velho homem em suas caminhadas durante a tarde, os dois iniciam uma complexa jornada em busca de suas próprias emoções esquecidas.

Última viagem a Vegas (*Last Vegas*). Direção: Jon Turteltaub. Produção: Amy Baer, Laurence Mark, Joe Drake, Nathan Kahane, Matthew F. Leonetti Jr. Distribuidores: Paris Films. País: Estados Unidos, 2013. 105 min.

Billy, Paddy, Archie e Sam são amigos desde a infância. Quando Billy finalmente pede sua jovem namorada em casamento, o quarteto, que está ficando velho, vai a Las Vegas para celebrar o fim do solteirismo do amigo e reviver seus dias de glória.

Um dia lindo na vizinhança (*A Beautiful Day in the Neighborhood*). Direção: Marielle Heller. Produção: Marc Turtletaub, Youree Henley, Leah Holzer, Peter Saraf, Howard Chen. Distribuidores: Sony Pictures. País: Estados Unidos, 2019. 108 min.

Fred Rogers (Tom Hanks) foi o criador do Mister Rogers' Neighborhood, um programa de TV infantil muito popular na década de 1960, nos Estados Unidos. Em 1998, Tom Junod (Matthew Rhys), até então um cínico jornalista investigativo, aceitou escrever o perfil de Rogers para a revista *Esquire*.

Um senhor estagiário (*The Intern*). Direção: Nancy Meyers. Produção: Nancy Meyers, Celia D. Costa. Distribuidores: Warner Bros. País: Estados Unidos, 2015. 121 min.

Começar um novo emprego pode ser um grande desafio, especialmente para alguém aposentado. Tentando voltar ao mercado de trabalho, o viúvo Ben Whittaker, de 70 anos, aproveita a oportunidade para se tornar um estagiário sênior em um site de moda.

Up — Altas aventuras (*Up*). Direção: Pete Docter. Produção: Pixar, Walt Disney Pictures. Distribuidores: Walt Disney Pictures. País: Estados Unidos, 2009. 96 min.

Carl Fredricksen é um vendedor de balões que, aos 78 anos, está prestes a perder a casa em que sempre viveu com sua esposa, a falecida Ellie. Após um incidente, Carl é considerado uma ameaça pública e forçado a ser internado. Para evitar que isso aconteça, ele põe balões em sua casa, fazendo que ela levante voo.

VIVER DUAS VEZES (*Vivir dos Veces*). Direção: Maria Ripoll. Produção: Gustavo Ferrada, Roberto Schroeder, Eva Muslera. Roteiro: Maria Ripoll, María Mínguez. Distribuidores: Netflix; Filmax. País: Espanha, 2019. 101 min.

Emilio, acompanhado da filha e da neta, embarca em uma louca jornada para encontrar o seu amor de juventude antes que ele sucumba à doença de Alzheimer.

ANEXO 1 —
ESCALA DE PROPÓSITO DE VIDA[1]

Eu vou lhe apresentar dez afirmações, perguntando em que grau o(a) senhor(a) concorda com elas.

1 Não concordo de jeito nenhum	2 Concordo pouco	3 Concordância moderada	4 Concordo muito	5 Concordo Muitíssimo

Itens	**1**	**2**	**3**	**4**	**5**
1. Eu me sinto bem quando penso nas coisas que fiz no passado e nas que espero fazer no futuro.					
2. Eu vivo a vida um dia de cada vez e realmente não penso sobre o futuro.					
3. Eu prefiro focar no presente, porque o futuro quase sempre me traz problemas.					
4. Eu tenho um senso de direção e propósito de vida.					
5. Minhas atividades diárias com frequência me parecem banais e sem importância.					
6. Eu costumava estabelecer metas para mim, mas agora isso me parece uma perda de tempo.					
7. Eu gosto de fazer planos para o futuro e trabalhar para torná-los realidade.					
8. Eu sou uma pessoa ativa na execução dos planos que estabeleci para mim mesmo.					
9. Eu não sou como algumas pessoas que parecem vagar sem objetivo pela vida.					
10. Às vezes eu sinto como se já tivesse feito tudo na vida.					

1. Ribeiro, Neri e Yassuda, 2018.

AGRADECIMENTOS

Agradeço a todos os autores por aceitarem o convite para participar desta obra, dedicando-se à escrita do capítulo com grande entusiasmo.

Gratidão à minha querida irmã Cláudia Ribeiro, por seu apoio, incentivo, meticulosidade na revisão do manuscrito e parceria em todos os momentos. Agradeço ao meu irmão, Antonio Ribeiro, especialista em questões sociais e culturais, por relacionar esses aspectos à temática do propósito de vida da pessoa idosa. Gratidão à fisioterapeuta Jéssica Ketelin Marques da Silva, que, além de ser autora de um dos capítulos, sempre esteve disponível para ajudar, com muito empenho e dedicação.

Agradeço à profa. dra. Anita Liberalesso Neri, por quem tenho grande admiração e por ter me apresentado o conceito do propósito de vida, divisor de águas na minha trajetória profissional, acadêmica e pessoal. Gratidão também à profa. dra. Mônica Sanches Yassuda, pelas enriquecedoras contribuições e orientações durante e após o doutorado: com ela aprendi que podemos nos superar cada vez mais como pesquisadores.

Agradeço aos meus alunos, por me darem a oportunidade de compartilhar meus conhecimentos e minhas indagações, me incentivando a melhorar a cada dia. Gratidão a todos os idosos que atendo e já atendi, pelos aprendizados proporcionados e por me possibilitarem exercer a fisioterapia em gerontologia, uma das minhas paixões.

Meu eterno agradecimento ao meu marido, Caio; nenhuma palavra será suficiente para expressar tamanha gratidão pelo seu apoio em todos os momentos, principalmente nos cuidados com a nossa filha, durante o período de elaboração do livro. Agradeço pelo carinho, pela escuta e por ser o meu grande parceiro durante essas três décadas, me ajudando a atingir os meus propósitos de vida. À minha filha Eduarda, agradeço por me ajudar a envelhecer melhor. Aprendo muito com você, minha parceirinha.

À minha família: agradeço aos meus queridos pais, Rosa e Henrique, pelo amor, educação e disponibilidade em me ajudar, durante toda minha vida, o que me possibilitou chegar até aqui. E, novamente, aos meus irmãos Antonio, Cláudia e Tiago, pelo carinho, incentivo, apoio e amizade de sempre.

Por fim, a todos que de alguma forma me ajudaram nesta trajetória, pacientes e seus familiares, alunos e ex-alunos, colegas da geriatria e gerontologia que a Sociedade Brasileira de Geriatria e Gerontologia me deu, meus colegas fisioterapeutas, amigos e familiares.

Manifesto aqui minha enorme gratidão!

CRISTINA CRISTOVÃO RIBEIRO

OS AUTORES

Ana Lúcia Fiebrantz Pinto

Enfermeira e psicóloga, com *Doctorat de Troisième Cycle* em Psicologia na Universidade de Nanterre, Paris. Especialista em Gerontologia pela Pontifícia Universidade Católica do Paraná (PUC-PR) e em Neuropsicologia Clínica pela Universidade do Estado de Santa Catarina (Udesc). Titulada em Gerontologia pela Sociedade Brasileira de Geriatria e Gerontologia (SBGG). Instituidora da Fundação de Apoio e Valorização do Idoso (Favi), preceptora de pós-graduação do ELDPG-Favi e coordenadora de Gerontologia Social Clínica da Favi.

Contato: nescfaviidoso@gmail.com

Andressa Chodur

Terapeuta ocupacional e mestre em Comportamento-Aprendizagem Motora pela Universidade Federal do Paraná (UFPR). Titulada em Gerontologia pela Sociedade Brasileira de Geriatria e Gerontologia (SBGG). Especialista em Acupuntura Integrativa. Coordenadora da Pós-Graduação Multidisciplinar em Gerontologia da Faculdade Inspirar.

Contato: contato@andressachodur.com.br

Claudimara Zanchetta

Musicoterapeuta pela Faculdade de Artes do Paraná (FAP). Especialista em Gerontologia Clínica e Social pela Universidade Positivo. Especialista em Psicologia Corporal pelo Centro Reichiano. Titulada em Gerontologia pela Sociedade Brasileira de Geriatria e Gerontologia (SBGG).

Contato: clauzanchetta@gmail.com

Cristina Cristovão Ribeiro

Fisioterapeuta e professora universitária. Doutora em Gerontologia pela Universidade Estadual de Campinas (Unicamp). Mestre em Gerontologia pela Pontifícia Universidade Católica de São Paulo (PUC-SP). Especialista em Gerontologia pela Universidade Federal de São Paulo (Unifesp). Especialista em Fisioterapia em Gerontologia pela Associação Brasileira de Fisioterapia em Gerontologia (Abrafige) em parceria com o Conselho Federal de Fisioterapia e Terapia Ocupacional (Coffito). Titulada em Gerontologia pela Sociedade Brasileira de Geriatria e Gerontologia (SBGG). Presidente do Departamento de Gerontologia da Seccional do Paraná (gestão 2023-2025). Membro da Comissão de Título de Especialista em Gerontologia pela SBGG (2018-2023). Docente do curso de Fisioterapia do Centro de Ensino Superior de Foz do Iguaçu (Cesufoz). Professora em cursos de pós-graduação na área de gerontologia. Pesquisadora da Rede Remobilize. Pesquisadora convidada pelo Centro de Estudos de Comunicação e Sociedade (CECS), da Universidade do Minho, de Braga (Portugal), desde novembro de 2022. É autora do livro *As oito premissas da fisioterapia gerontológica* (2012) e organizadora da presente obra.

Contato: cristinaribeiroft@gmail.com

Daniel Vicentini de Oliveira
Fisioterapeuta e profissional de Educação Física. Doutor em Gerontologia pela Universidade Estadual de Campinas (Unicamp). Especialista em Fisioterapia em Gerontologia pela Abrafige/Coffito. Titulado em Gerontologia pela Sociedade Brasileira de Geriatria e Gerontologia (SBGG). Docente do Programa de Pós-Graduação *stricto sensu* da Universidade Cesumar, Maringá. Pesquisador no Instituto Cesumar de Ciência, Tecnologia e Inovação (Iceti).

Contato: d.vicentini@hotmail.com

Hércules Lázaro Morais Campos
Fisioterapeuta, doutorando em Saúde Coletiva pela Universidade Federal do Espírito Santo (Ufes). Mestre em Fisioterapia pela Universidade de Aveiro (UA), Portugal, e em Fisioterapia pela Universidade Cidade de São Paulo (Unicid). Especialista em Saúde Coletiva pela Universidade Federal

da Bahia (UFBA) e em Fisioterapia Geriátrica pela Universidade Federal de São Carlos (Ufscar).

Contato: herculeslmc@hotmail.com

Jéssica Ketelin Marques da Silva

Fisioterapeuta graduada pelo Centro de Ensino Superior de Foz do Iguaçu (Cesufoz). Pós-graduanda em Fisioterapia em Gerontologia pelo Centro Universitário Redentor (UniRedentor).

Contato: jessicaketelyn@hotmail.com

Lilian Liang

Jornalista, formada pela Escola de Comunicações e Artes da Universidade de São Paulo (ECA-USP). Mestre em Jornalismo pela Universidade da Califórnia, em Berkeley, Estados Unidos. Pós-graduada em Gerontologia pela Universidade Federal de São Paulo (Unifesp). É fundadora e diretora de redação da Aptare, divisão da Dínamo Editora que desde 2012 se dedica ao desenvolvimento de publicações e iniciativas na área do envelhecimento.

Contato: lilian@dinamoeditora.com.br

Miriam Nunes Moreira

Fisioterapeuta. Doutoranda em Ciências Médicas pela Universidade do Estado do Rio de Janeiro (UERJ). Mestre em Fisioterapia pela Universidade Cidade de São Paulo (Unicid). Especialista em Anatomia Humana pelo Centro Universitário IBMR/RJ. Especialista em Geriatria e Gerontologia pela Universidade Aberta da Terceira Idade (UnATI/Uerj). Titulada em Gerontologia pela Sociedade Brasileira de Geriatria e Gerontologia (SBGG). Pesquisadora do Laboratório de Pesquisa em Envelhecimento Humano (GeronLab/Uerj) e da Rede Remobilize.

Contato: mirianmoreira25@yahoo.com.br

Mônica Sanches Yassuda

Psicóloga pela Universidade de São Paulo (USP). Mestre e doutora em Psicologia do Desenvolvimento Humano pela Universidade da Flórida. Livre docente pela USP e professora titular da Escola de Artes, Ciências e Humanidades (EACH-USP). Atua no bacharelado e no mestrado em Gerontologia, em que ensina e pesquisa temas relacionados à Psicologia do Envelhecimento, como cognição e envelhecimento, memória, metamemória, treino cognitivo, demências, neuropsicologia geriátrica. Na EACH-USP, foi coordenadora do Bacharelado em Gerontologia, presidente da Comissão de Graduação e diretora; atualmente, coordena o Programa de Pós-Graduação em Gerontologia. É membro da Equipe Yura Brasil.

Contato: yassuda@usp.br

Rubens Guimarães Mendonça

Fisioterapeuta pelo Centro Universitário IBMR. Responsável técnico da Fisioterapia na Instituição de Longa Permanência para Idosos Amparo Thereza Christina (RJ). Mestre em Saúde Coletiva e Controle do Câncer pelo Instituto Nacional do Câncer (PPGCan/Inca). Especialista em Geriatria e Gerontologia pela Universidade do Estado do Rio de Janeiro (UERJ). Especialista em Fisioterapia em Gerontologia pela Abrafige e em Fisioterapia em Oncologia pela InterFISIO. Conselheiro do Conselho Regional de Fisioterapia e Terapia Ocupacional da 2ª Região (Crefito-2, gestões 2019-2023 e 2023-2027).

Contato: rubens_fisio@hotmail.com

Simone Fiebrantz Pinto

Nutricionista da Fundação de Apoio e Valorização do Idoso (Favi) e da Care4Life Assistência Domiciliar. Professora de cursos de pós-graduação na área de geriatria e gerontologia. Mestre em Educação pela Pontifícia Universidade Católica do Paraná (PUC-PR). Especialista em Gerontologia pelo Centro Universitário Positivo (Unicenp) e em Nutrição Clínica pela Universidade Federal do Paraná (UFPR). Titulada em Gerontologia pela Sociedade Brasileira de Geriatria e Gerontologia (SBGG). Preceptora do Programa de Estágio de longa duração de Geriatria da Favi e coordenadora do Núcleo de Ensino da Favi.

Contato: simone.parana@yahoo.com.br

Tiago Ribeiro da Silva

Terapeuta ocupacional graduado pelo Centro Universitário São Camilo (USC). Doutorando pelo Departamento de Psiquiatria e Psicologia Médica da Universidade Federal de São Paulo (Unifesp). Mestre em Ciências da Saúde pela Unifesp. Especialista em Terapia Ocupacional em Saúde Mental pela Santa Casa de Misericórdia de São Paulo. Realiza Capacitações em Práticas Colaborativas e Recovery para Equipes Interdisciplinares de Saúde Mental. Idealizador e coordenador da Escola de Saúde Colaborativa e da Rede Recovery Brasil.

Contato: tiago.rs10@gmail.com

Wellington Lourenço Oliveira

Graduado em Psicologia pela Universidade Nove de Julho (Uninove). Mestre em Gerontologia pela Universidade de São Paulo (USP). Especialista em Saúde Pública com ênfase em Estratégia de Saúde da Família pelo Centro Universitário São Camilo (USC).

Contato: wlourencco@gmail.com

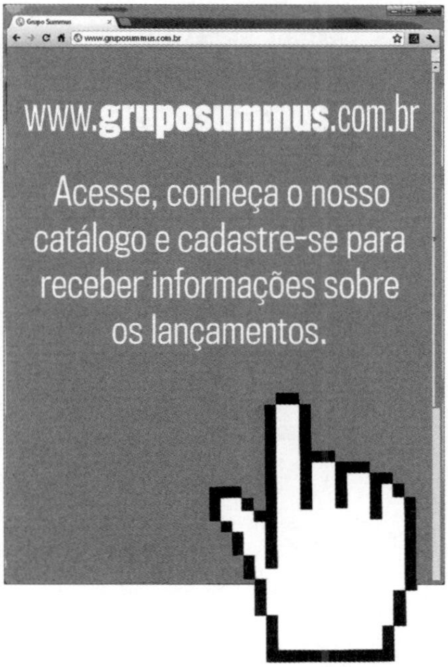
Grupo Summus
www.gruposummus.com.br
www.gruposummus.com.br
Acesse, conheça o nosso catálogo e cadastre-se para receber informações sobre os lançamentos.